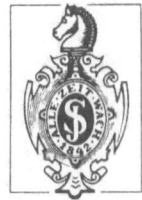

Horst-Reinhard Nitz

Anorexia nervosa bei Jugendlichen

Kontext der Störung und Ergebnisse
familientherapeutischer Behandlungen

Mit 12 Abbildungen

Springer-Verlag
Berlin Heidelberg New York
London Paris Tokyo

Dr. Horst-Reinhard Nitz
Diplom-Psychologe
D-1000 Berlin-Charlottenburg

ISBN-13: 978-3-540-16752-5   e-ISBN-13: 978-3-642-71374-3
DOI: 10.1007/978-3-642-71374-3

CIP-Kurztitelaufnahme der Deutschen Bibliothek
Nitz, Horst-Reinhard: Anorexia nervosa bei Jugendlichen. Kontext d. Störung u. Ergeb-
nisse familientherapeuth. Behandlungen / Horst-Reinhard Nitz. –
Berlin; Heidelberg; New York; London; Paris; Tokyo: Springer, 1987
ISBN-13: 978-3-540-16752-5

Gesamtherstellung: Fa. Ernst Kieser GmbH, Gräphischer Betrieb, Neusäß
2119/3140-543210

Vorwort

Als ‚nervöse Schwindsucht' und Ergebnis einer ‚Vielzahl von Besorgnissen und Leidenschaften des Geistes' durch den Arzt Richard Morton (1689) zum erstenmal in der wissenschaftlichen Literatur beschrieben, ist die Anorexia nervosa bis heute eine der faszinierendsten Störungen der Leib – Seele – Einheit des Menschen geblieben. Magersucht, Gewichts- und Nahrungsmittelphobie, Furcht vor dem Erwachsenwerden, Körperbildstörung, Störung der Geschlechtsrollenidentität und hormonelle Stoffwechselstörung sind lediglich einige der Synonyme und erklärenden Begriffe, in deren konzeptueller Breite sich sowohl die weiterhin offene Diskussion der um wissenschaftliches Verständnis der Erkrankung bemühten Gelehrten widerspiegelt, wie auch die Nöte derjenigen Fachkräfte, die angesichts der dramatischen Symptomatik und divergierenden Konzepte und Behandlungsvorschläge dazu aufgefordert sind, durch schnelles Eingreifen den destruktiven Verlauf der Erkrankung anzuhalten und weitergehende therapeutische Hilfe zu planen und umzusetzen. Dies alles vor dem Hintergrund einer anscheinend weiter steigenden Erkrankungshäufigkeit. Wir können davon ausgehen, daß sich die Inzidenz der Erkrankung in der Risikopopulation (vor allem weibliche Jugendliche und junge Frauen im Alter von 12–25 Jahren) während der zurückliegenden drei Dekaden vervielfacht hat, und heute eines von hundert Mädchen oder jungen Frauen dieser Altersgruppe ernstlich von der Erkrankung betroffen ist, während möglicherweise zehn von hundert sich mit leichteren Formen ‚anorektogenen Verhaltens' konfrontiert sehen.

Beim Nachlesen der Berichte der frühen Beschreiber überraschen immer noch die scharfsichtigen Beobachtungen, wenn auch nicht unbedingt (aus heutiger Sicht) die daraus abgeleiteten Schlußfolgerungen. Lasègue (1873) beschrieb bereits die auffallenden gegenseitigen Einmischungen der Familienmitglieder und wies mit Nachdruck auf die Familienpathologie hin. Gull (1874) und Charcot (1889) gingen einen Schritt weiter und sahen in den Verwandten die ungeeignetsten Betreuer der Erkrankten bzw. empfahlen die Trennung der Patientin von der Familie als Teil der Behandlung. Diese Einschätzung ist bis in die heutige Zeit ein wesentlicher Handlungsparameter in der Betreuung des

Klientels durch zahlreiche Behandlungseinrichtungen geblieben. Erst mit dem zunehmenden Impetus familientherapeutischer und systemtheoretischer Methoden und Denkansätze aus den Anfängen in den fünfziger Jahren heraus, deutet sich hier eine Alternative an.

In der systemischen Familientherapie wird unter anderem postuliert, daß die Familie als ein selbstregulatorisches Personensystem betrachtet werden kann, für dessen Stabilität Krankheit und Symptome einzelner Mitglieder eine herausragende funktionelle Bedeutung haben. Der Blick wendet sich damit vom Individuum als dem Sitz der Pathologie oder von einer dichotomen Gegenüberstellung anorektischer Opfer und noxischer Elterneinflüsse hin auf die Familie als organisatorische Einheit und Leidensgemeinschaft innerhalb eines größeren sozialen Kontextes. Im Mittelpunkt der Betrachtung stehen zwar auch die ätiologischen Einflüsse einzelner Familienmitglieder auf die Entwicklung der Symptome, vor allem jedoch die den jeweiligen familialen Besonderheiten und Nöten entspringenden aktuellen Einflüsse und Verhaltensweisen, die zur Aufrechterhaltung der Symptome beitragen. Daß für hilfreiche Veränderungen notwendige Verständnis dieser inneren und äußeren Zusammenhänge wird dementsprechend in gemeinsamen Familiensitzungen gewonnen und richtet sich in der Form therapeutischer Interventionen auch an die gesamte Familie als Behandlungseinheit.

Von Experten unterschiedlicher Orientierung wird Familientherapie neuerdings denn auch als Methode der Wahl bei der Behandlung vor allem jugendlicher Anorexiepatientinnen angesehen. Es überrascht dabei jedoch, daß der Fundus wissenschaftlicher Untersuchungen, die diese Einschätzung objektivieren könnten, so außerordentlich gering ist (vgl. jedoch als wichtige Ausnahme Minuchin et al. 1978). Sich an der Herstellung der hier nötigen Verbindung zu beteiligen, darin besteht das Hauptanliegen des vorliegenden Textes.

In den einleitenden Kapiteln des ersten Teils werden dazu zunächst ausführlich das klinische Bild der Erkrankung, die Psychopathologie und Fragen der Diagnosestellung sowie die verbreitetsten ätiologischen Erklärungsmodelle behandelt. In den Schlußkapiteln des ersten Teils werden neuere Erhebungen über die Verbreitung und den Verlauf der Erkankung vorgestellt.

Im Mittelpunkt des zweiten Teils steht die vom Autor unternommene Untersuchung ambulant durchgeführter familientherapeutischer Behandlungen. Die Untersuchungsgruppe, das Behandlungskonzept und die praktische Durchführung der Therapien in gemeinsamen Familiensitzungen wird mit Unterstützung durch ein entsprechendes Fallbeispiel anschaulich dargestellt. Dabei werden auch methodische Aspekte der Umsetzung familientherapeutischer Modelle in geeignete empirische Forschungsstrategien ausführlich diskutiert. Für die empirische Untersuchung wurde bewußt ein Vorgehen gewählt, das den Patientinnen und ihren mitbetroffenen Angehörigen über die Erhebung klinischer Verlaufsdaten hinaus Gelegenheit gab, ihr subjektives Therapieerleben, den Erfolg der Behandlung auch in Hinblick auf die Entwicklung der elterlichen Partnerschaft und das Familienleben insgesamt, gewissermaßen aus einer Verbraucherperspektive selbst einzuschätzen.

Bedanken möchte ich mich bei Herrn Dr. Christopher Dare von der kinder- und jugendpsychiatrischen Abteilung des Londoner Maudsley Hospitals, von dem ich die erste Anregung zu dieser Arbeit und wertvolle Unterstützung erhalten habe. Weiterhin bedanke ich mich bei Herrn Prof. Dr. Jarg Bergold und Herrn Prof. Dr. Manfred Zaumseil vom Psychologischen Institut der Freien Universität Berlin für zahlreiche kritische Anregungen bei der Abfassung des Textes, und bei Herrn Prof. Dr. Dietmar Göbel von der Technischen Fachhochschule Berlin, Fachbereich Mathematik, für seine wesentliche Unterstützung bei der EDV-Auswertung der Daten. Den ehemaligen Patientinnen und ihren Angehörigen bin ich für ihre Bereitschaft verbunden, sich in der Erinnerung noch einmal den Schrecken der Vergangenheit auszusetzen.

Meiner Frau, Jane Owens, möchte ich für ihren ermutigenden Zuspruch, ihre Geduld und die Bereitschaft zur zeitweiligen Übernahme eines größeren Teils an den häuslichen Aufgaben einen besonderen Dank aussprechen.

Berlin, im November 1986   Horst-Reinhard Nitz

Inhaltsverzeichnis

1 Das Krankheitsbild der Anorexia nervosa

1.1 Einleitung

Das Krankheitsbild der Anorexia nervosa hat in den beiden letzten Jahrzehnten das wissenschaftliche Interesse in verstärktem Maße auf sich gelenkt. Neben der dramatisch angestiegenen Inzidenzrate und erhöhter Prävalenz (Crisp et al. 1976; Szmukler 1984; Theander 1970; Willi u. Grossmann 1983) dürfte dafür auch die Entwicklung effektiverer therapeutischer Vorgehensweisen und ein generell gestiegenes Interesse an psychosomatischen Erkrankungen und Zusammenhängen in der breiten Öffentlichkeit verantwortlich sein. Daneben sind es die dramatische Symptomatik und der Verlauf, die der Erkrankung zu Publizität auf breiter Basis verholfen haben. Die Anorexie tritt in der Regel in dem Zeitraum zwischen dem Abschluß der Pubertät und dem frühen Erwachsenenalter auf, und Mädchen und junge Frauen werden von ihr weit häufiger betroffen als Heranwachsende männlichen Geschlechts. Das Verhältnis ist ca. 10 : 1. Der Umstand, daß die Krankheit in der Regel gerade zu einer Zeit einsetzt, während der die Betroffenen ihre Initiierung in die Welt der Erwachsenen erfahren, symbolisiert ein Element von Kulturkritik. Dieser Aspekt scheint gegenwärtig in der öffentlichen Diskussion stärkere Beachtung zu finden. Die Krankheit kommt nämlich, soweit sie nicht ohnehin auf die entwickelten Länder vornehmlich der westlichen Welt begrenzt ist, fast ausschließlich in Gruppen und Schichten vor, die in relativem Wohlstand leben. Die Betroffenen, so könnte man meinen, verhungern im Angesicht des sie umgebenden Überflusses. Auch ein anderes Bild drängt sich auf: Durch freiwilliges und geplantes Hungern versuchen die Opfer, sich von den als viel zu schwierig erlebten Aufgaben der Erwachsenenwelt hinwegzuhungern und den Prozeß ihrer biologischen Entwicklung umzudrehen, damit sie sich in die präpubertäre und in wichtigen Aspekten als weniger bedrohlich erscheinende Welt der Kindheit zurückziehen können.

1.2 Das klinische Bild

1.2.1 Gewichtsverlust

Das Hauptsymptom bei der Anorexia nervosa ist die Furcht vor Gewichtszunahme – „Gewichtsphobie" (Crisph 1980), äußerlich ablesbar an der erheblichen Abmagerung der Betroffenen. Anorektikerinnen sind dabei nicht einfach nur besonders schlanke Frauen, die ansonsten alle üblichen körperlichen Merkmale zum Ausdruck bringen, sondern sind im Extremfall nahezu bis aufs Skelett abgemagert. Manchmal wiegen sie nur ca. 25–32 kg; das übliche Gewicht bei der Vorstellung im Erstkontakt liegt zwischen 35 und 41 kg. Häufig tragen diese Mädchen und Frauen besonders weite und auftragende Kleidung, um möglicherweise sich selbst und andere über ihren Zustand hinwegzutäuschen, z. B. langärmelige weite Blusen im Sommer, lange und weite Strickpullover unter einer gefütterten Jacke im Winter. Die Kleidung wirkt dabei oft betont geschlechtsneutral.

Durch Ablehnung von Nahrungszunahme in ausreichendem Umfang (besonders unterliegt die Kohlehydratzuführung rigorosen Beschränkungen), häufig unterstützt durch excessive sportliche Betätigung (um Kalorien zu verbrennen), wird eine Reduktion des Gewichts erzwungen und anschließend angestrebt, dieses auf möglichst niedrigem Niveau beizubehalten. Nicht alle Opfer sind aber in der Lage, sich beständig die enorme Selbstkontrolle abzuverlangen, die zu einer Regulierung des Gewichts auf dem gewünschten Niveau unerläßlich ist. Zudem wirkt die der Krankheit zugrunde liegende seelische Dynamik weiter, die ja initial den überstarken Wunsch nach Abmagerung erzeugt hat.[1] Nicht selten kommt es daher zu impulsiven Durchbrüchen in der Form von „Freßorgien". Die anschließenden Schuld- und Schamgefühle verleiten zur Selbstinduzierung von Erbrechen und zum Gebrauch von Laxanzien und Appetitzüglern als zusätzliche Mittel, das Gewicht effektiv und den Umständen entsprechend regulieren zu können. Dieser die bulimische Variante der Anorexie beschreibende Zusammenhang charakterisiert eine Folgeform in der Entwicklung der Erkrankung und wird häufig als ein selbständiges Syndrom verstanden, die „Bulima nervosa". Die Betroffenen sind in der Regel bereits älter als die Patientinnen, die zum ersten Mal mit spezialisierten Behandlungseinrichtungen in Kontakt kommen. Die zuletzt genannten Möglichkeiten, am Körpergewicht zu manipulieren, sind oft dafür verantwortlich, daß die Opfer in einen äußerst labilen körperlichen Zustand am Rande einer lebensbedrohlichen Kachexie gleiten, welche nicht somatisch begründet ist (z. B. durch Tumor). Die Mortalität beträgt ca. 5–10 %, wobei die Rate bei jugendlichen Patientinnen glücklicherweise etwas niedriger liegen kann. Die meisten Todesfälle gehen auf somatische Komplikationen nach längerer Krankheit zurück. Suizid tritt ebenfalls auf und reflektiert die allgemeine Psychopathologie dieser Gruppe.

---

[1] Insofern ist die Bezeichnung „Anorexia nervosa" nicht akkurat, da die aus dem Griechischen abgeleitete Bezeichnung so etwas wie einen Mangel an Verlangen oder Appetit nahelegt (*orexis* Sehnsucht, Verlangen, vgl. Selvini Palazzoli 1982).
Zahlreiche Autoren haben jedoch darauf hingewiesen, daß Anorektikerinnen in Gedanken beständig mit Themen beschäftigt sind, die sich um Nahrung und Essen ranken. Diese Beschäftigung setzt sich selbst in den Träumen fort (Crisp 1980). Der Zustand der Anorektikerinnen ist also eher durch eine Steigerung von Appetit und Verlangen gekennzeichnet als durch einen Mangel an diesen.
Der seit Richard Morton (1689) immer wieder beschriebene Mangel an Appetit wird auch im klinischen Interview von beinahe allen Anorektikerinnen als Grund für den abgemagerten Zustand genannt. Sicherlich handelt es sich dabei um eine Schutzbehauptung, die so ähnlich zu bewerten ist wie die Beteuerung, trotz aller Abmagerung eine ideale Figur zu haben.

1.2.2 Amenorrhö

Das Ausbleiben regelmäßiger Monatsblutungen (sekundäre Amenorrhö) ist ein weiteres Kardinalsymptom der Erkrankung. Bei einer kleinen Gruppe von Kranken allerdings tritt die Regel trotz Untergewichts weiterhin auf. Bulimische Patientinnen zählen zu dieser Gruppe, da sie durch Zufuhr großer Mengen an Nahrung trotz variablem Untergewicht ihren Stoffwechsel auf hohem Niveau aufrechterhalten.

In weniger als 10 % der Fälle treten anorektische Symptome vor Abschluß der Pubertätsentwicklung auf und rechtfertigen die Annahme einer primären Amenorrhö. Das Einsetzen von Regelblutungen ist ein Spätzeichen in der Entwicklung der Pubertät ungefähr um das 13. Lebensjahr. Es ist gegenwärtig noch nicht eindeutig geklärt, ob die Amenorrhö eher als eine Organmanifestation des Geschlechtsrollen- und Identifikationskonflikts oder als eine Folgeerscheinung der Abmagerung, somit als somatisch bedingte Störung zu betrachten ist. Wahrscheinlich schließen sich diese Sichtweisen gegenseitig nicht aus. Es ist oft zu beobachten, daß regelmäßige Perioden erst mit mehrmonatiger Verzögerung (oder noch später) nach erfolgreicher Gewichtsrestauration eintreten. Die in dieser Arbeit an späterer Stelle berichtete Beobachtung, die auch anderenorts beschrieben wurde (Garfinkel u. Garner 1982), wonach „gefährliche" Einstellungen zu Nahrung und Essen noch lange nach erfolgreicher Behandlung bestehen können, verweist auf die Möglichkeit der Interaktion kognitiver und endokrinologischer Prozesse.

Da anorektische Symptome in der großen Mehrzahl der Fälle erst nach Beendigung des pubertären Prozesses einsetzen, wird eine Retardierung des Längenwachstums nur sehr selten beobachtet. Laut Mester (1981) soll diese Behinderung an männlichen anorektischen Patienten häufiger zu beobachten sein, da hier die Anorexie vor Beendigung der Pubertät gleichzeitig mit Einsetzen des Längenwachstums auftritt. Diese Beobachtung bedarf weiterer Bestätigung. Russell (1984) berichtet, daß bei weiblichen Patientinnen, die mit anorektischen Symptomen und primärer Amenorrhö überwiesen worden waren, Körpergröße und sekundäre Geschlechtsmerkmale sich auch nach Gewichtsrestauration nicht immer voll ausentwickelt haben.

1.2.3 Obstipation und somatische Folgen der Unterernährung

Die häufig zu beobachtende Obstipation kann als psychosomatisches Symptom betrachtet werden. Dabei ist die unangemessene und mitunter chaotische Form der Nahrungsaufnahme ursächlich mitverantwortlich. Wie bereits erwähnt, dient selbstinduziertes Erbrechen einer größeren Anzahl von Anorektikerinnen (ca. einem Drittel, vgl. Crisp 1980) als Mittel der Gewichtskontrolle. Die mit regelmäßigem Erbrechen einhergehende besonders schwere Verstopfung führt fast zwangsläufig zur Einnahme von Abführmitteln in großer Menge. Daraus resultiert eine weitere Gewichtsabnahme. In dieser Phase nehmen die Risiken für die physische Gesundheit dramatisch zu. Das Opfer verliert weiteres wertvolles Protein, und es tritt eine zunehmende Dehydratisierung mit dem Verlust wichtiger Elektrolyte, besonders von Kalium, ein. Die allgemeine Störung des chemischen Stoffwechsels kann zu akuten abdominellen Schwellungen, Epilepsie und anderen neurologischen Problemen sowie Krisen im Herz-Kreislauf-System führen. Derartig ernste Zustände erfordern zunächst medizinische Intensivmaßnahmen, bevor an eine aktive Mitarbeit der Patientin im Rahmen einer Gewichtszunahmediät oder an psychotherapeutische Maßnahmen gedacht werden kann. Glücklicherweise treten die beschriebenen Umstände lediglich bei einer Minderheit in vollem Umfang ein. Bei jüngeren Patienten sind sie eindeutig die Ausnahme. Von zahlreichen Autoren wird darauf verwiesen, wie zählebig und infektionsresistent die Betroffenen angesichts der geschilderten möglichen Komplikationen sind.

Als Reaktion auf den zunehmenden Gewichtsverlust kommt es zu weiteren somatischen Sekundärsymptomen, die teilweise als Adaptation an die veränderte physische Situation zu interpretieren sind: verringerter Tonus der Muskeln und allgemeine Abnahme der Muskelmasse, Bradykardie, Hypotonie, Zephalalgie, Absinken der Stoffwechselrate, Akrozyanose, Hypothermie, Lanugobehaarung, dünnes und brüchiges Kopfhaar, Haarausfall, Ödeme und die bereits erwähnten gastrointestinalen, Stoffwechsel- und weiteren Komplikationen.

1.3 Psychopathologie

1.3.1 Verhalten und Einstellung

Die Psychopathologie der Anorexia nervosa ist einerseits eng mit dem ursprünglichen Verlangen nach Gewichtsreduktion verbunden und andererseits eine Manifestation der Unterernährung. Es scheint aber sinnvoll zu sein, darauf hinzuweisen, daß der Wunsch abzunehmen nicht bereits Ausdruck der primären Psychopathologie ist. An der Wurzel der Störung scheinen eher die Befürchtungen vor Kontrollverlust (Selvini Palazzoli 1982) und den Konsequenzen reifer Körperlichkeit (Crisp 1980) zu sein. Die Verfolgung ihres unrealistischen Schlankheitsideals ermöglicht der Anorektikerin u. a. zwei Dinge: Sie kann einer als bedrohlich erlebten sozialen Rolle aus dem Wege gehen und zusätzlich das Gefühl gewinnen, Kontrolle über ihren Körper und damit ihre Lebensumstände zu erlangen.

Nach Crisp (1980, S. 17) ist der „Ursprung des früheren Reifungskonfliktes durch Kondensation in den Zustand der Anorexie scheinbar gelöst, da sich die Anorektikerin mit Hilfe der Erkrankung von allen normalen und unmittelbaren psychobiologischen Erfahrungen abgeschnitten hat". Die Aufrechterhaltung dieses Zustands führt zu einem auf Dauer äußerst belastenden Status quo mit den anderen Mitgliedern der Familie (es ist häufig diese Belastung, unter der die Eltern ihren „Sättigungsgrad" erreichen, woraufhin die Vorstellung der Patientin erfolgt). Die Angehörigen machen die Erfahrung, daß jeder Druck auf die Tochter, mehr zu essen, zu einem Ausbruch von Tränen und Ärger führt. Es scheint so, als habe sie gelernt, die häusliche Situation soweit unter ihre Kontrolle zu bringen, daß ein jeder glaubt, sie nur äußerst behutsam behandeln zu dürfen. Die Gefühle der anderen Familienmitglieder sind ihr gegenüber jedoch sehr ambivalent. Die Patientin wird oft in einer exklusiven, tyrannischen Position erlebt.

Während ihre eigene Nahrungsaufnahme auf ein Minimum beschränkt ist und sie ihr Essen häufig am liebsten für sich allein in ritualisierter Weise zu sich nimmt, ist sie doch gleichzeitig weiterhin an mit dem Essen zusammenhängenden Themen und gelegentlich auch an entsprechenden Aktivitäten interessiert. Manche Anorektikerinnen sammeln Rezepte, kochen gerne und decken den Tisch für die anderen Familienmitglieder. Sie treten dann als Versorger der Familie manchmal sehr bestimmend auf, indem sie insistieren, daß jeder alles aufessen muß, so daß sie aus zusätzlichem Grund von anderen als tyrannisch erlebt werden.

1.3.2 Aktivität

Die Aktivitäten der Anorektikerin sind häufig zirkulär, d. h. zu sehr auf die Befriedigung der mit ihrem veränderten Zustand zusammenhängenden Bedürfnisse und den eigenen Körper bezogen, als daß sie dem Erreichen von Zielen in der äußeren Welt dienen könnten. Es ist ein Charakteristikum, wie diese Betroffenen gezwungen zu sein scheinen, sich in endloser Weise physisch und geistig zu beschäftigen. Es drängt sich der Vergleich mit einer Art Appetenzverhalten auf, das den Kontakt zum letztlich entscheidenden konsumatorischen Akt verloren hat. Körperliche Aktivitäten werden oft bis zur vollständigen Erschöpfung ausgeübt. Nach Mester (1981) ist dies als ein Ausagieren sexueller und aggressiver Impulse zu verstehen. Ruhelosigkeit und ständiges In-Bewegung-Sein werden allgemein als Versuche der Betroffenen bewertet, Energie zum Zweck der Gewichtsreduktion zu verbrennen und gleichzeitig ein Gefühl von Kompetenz und Selbstkontrolle durch Bewältigung des Körpers zu gewinnen (vgl. Garner u. Garfinkel 1980). Entsprechende Beobachtungen sind bereits in den frühen Beschreibungen der Krankheit enthalten. „The patient complained of no pain, but was restless and active ... it seemed hardly possible that a body so wasted could undergo the exercise which seemed agreeable" (Gull 1874, S. 133) und »So far from muscular power being diminished, this abstinence tends to increase the aptitude for movement" (Lasègue 1873, S. 148). Zu den Aktivitäten der oben erwähnten Art zählen tägliche, mehrere Stunden dauernde Spaziergänge, übertriebene gymnastische und andere sportliche Betätigungen etc. Vorzugsweise scheinen viele Anorektikerinnen dabei Aktivitäten zu wählen, Ballett, Fechten u. a., die einen Prozeß der Läuterung von eher alltäglichen Antrieben und Interessen zu versprechen scheinen und an deren Ende die Betroffenen sich als geschlechtslose Elfenwesen (Ballett) oder mythische Amazone idealisieren können. Nach Crisp (1967) normalisiert sich das Aktivitätsniveau nach erfolgreicher Gewichtsrestaurierung. Danach wäre es als ein Sekundärsymptom der Unterernährung zu verstehen. Nach Bruch (1973) geht die Hyperaktivität häufig beginnendem Gewichtsverlust voran; nach Kron et al. (1978) kann sie nach Erreichen eines normalen Gewichts bestehen bleiben.

1.3.3 Schlafstörungen

Schlafstörungen sind ein weiteres häufig auftretendes Phänomen der Erkrankung und werden als Reaktion auf den unterernährten Zustand verstanden (Crisp 1970 a, 1980; Crisp u. Stonehill 1971). Schlaflosigkeit, frühes Aufwachen und Beschäftigung mit Essen in den Träumen treten danach bei den meisten Anorektikerinnen auf.

1.3.4 Interessen und Leistung

Als Folge der Unterernährung verengen sich die Interessen der Anorektikerin allmählich erheblich, so daß ihr oft nur die Beschäftigung mit körperlichen Übungen, selbstauferlegten Diätvorschriften und schulischen bzw. akademischen Aufgaben verbleibt. Auch in ihrem prämorbiden Zustand werden die Patientinnen als erfolgsmotiviert und oft als überdurchschnittlich intelligent beschrieben. Nach Bruch (1973) waren sie zunächst ausgesprochene „Vorzeigekinder", die sich erfolgreich an altersgemäßen Aktivitäten beteiligt hatten. Ihre besondere schulische und akademische Leistungsfähigkeit ist oft das Ergebnis zwanghafter Bemühungen. Nach Crisp (1980) wird ihr Erfolg durch die Erleichterung gefördert, die sie durch die Ablenkung von Hunger und zwanghafter Beschäftigung mit Ernährungsthemen spüren, während sie sich mit intellektuellen Dingen beschäftigen. Dieser Zusammenhang gewinnt damit die Qualität eines verhaltenstherapeutisch konzeptualisierbaren Vermeidungsverhaltens. Es besteht ein Zusammenhang mit anderen zwanghaften Zügen im außerschulischen (außerakademischen) Bereich, namentlich besonderer Sauberkeit und Gründlichkeit, gesteigertem Pflicht- und Verantwortungsgefühl gegenüber Angehörigen.

1.3.5 Soziale Beziehungen

Parallel zu dem zuvor beschriebenen Prozeß entwickelt sich eine signifikante Abnahme des Interesses an zuvor bestandenen Freundschaften. Bruch (1973) führt aus, daß die u. a. zur Verbesserung des Selbstwertgefühls begonnene Gewichtsreduktion in der Folge nicht zu einer Ausweitung sozialer Beziehungen, sondern zu Rückzug und sozialer Isolierung führt. Zum Überweisungszeitpunkt sind die Betroffenen häufig vollkommen von Altersgefährtinnen isoliert, vereinsamt und fühlen sich (und sind tatsächlich) in ihrem sozialen Verhalten inadäquat. Die bereits bestehenden Minderwertigkeitsgefühle werden verstärkt und verlangen nach zusätzlichen Anstrengungen, sie durch Gewichtsreduktion und rigorose Selbstkontrolle zu behandeln. Da diese Bemühungen erfolglos bleiben, werden Insuffizienzgefühle, depressive Verstimmungen und labile Stimmung allmählich chronifiziert. Diese Symptome können als Anpassungsreaktionen an den Krankheitsverlauf verstanden werden (Garner u. Garfinkel 1980).

1.3.6 Sexualität und Körperwahrnehmung

Sexuelle Interessen sind zu diesem Zeitpunkt ebenfalls fast vollständig erloschen. Wo sexuelle Erfahrungen dennoch gemacht werden, scheinen sie eher als unangenehm erlebt zu werden. Ebenso ist Anorektikerinnen der eigene Körper selten eine Quelle positiver Erlebnisse. Bruch (1973) sieht hierin eine Mißkonzeptualisierung und -reaktion auf interne körperliche Reize. Die gleiche Verzerrung von Körperwahrnehmungen tritt in der verschiedentlich beschriebenen Überschätzung von Gewicht und körperlichen Proportionen durch die Betroffenen auf (Bruch 1973; Slade 1984). Dies verweist auf die von Crisp (1970 b, 1980) getroffene Feststellung, daß die zentrale Psychopathologie der Anorektikerin, die der „Gewichtsphobie" zugrunde liegt, die Vermeidung der psychosexuellen Reife ist. Nach Selvini Palazzoli (1982) ist es allerdings eine zu grobe Vereinfachung, anzunehmen, daß Anorektikerinnen einfach eine Rückentwicklung in die Kindheit anstreben. In einem verzerrten Sinne wollen sie der Autorin zufolge schon autonome Erwachsene werden – jedoch indem sie solche Aspekte femininer Körperlichkeit zu unterdrücken versuchen, die als potentiell gefährlich erachtet werden, weil sie zu physischer Überwältigung und zur Aufgabe der Selbstbestimmung über den eigenen Körper führen könnten.

Für Dare (1982) ist der Zwang, Nahrung und Gewichtszunahme zu vermeiden, Ausdruck eines starken Wunsches nach Autonomie und Verselbständigung, und gleichzeitig der intensiven Angst vor der eigenen Isolation und Unabhängigkeit.

Garner u. Garfinkel (1978, 1980) haben in diesem Zusammenhang darauf hingewiesen, daß die in der modernen Welt an Frauen gestellten Verhaltenserwartungen paradox sind, indem sie einerseits eine aktive Lebenshaltung, Tüchtigkeit, körperliche Begehrbarkeit und Schlankheit fordern, während gleichzeitig Anpassungsfähigkeit bis hin zu passiver Willfährigkeit als überkommenes Verhaltensideal aufrecht erhalten bleibt. Dieser Zwang zu paradoxer Anpassung trägt nach Ansicht der Autoren wesentlich zur Entwicklung der Krankheit bei und erklärt darüber hinaus ihr zunehmendes Auftreten in der westlichen Welt.

1.4 Diagnose

Ob die Anorexia nervosa als eigenständige Erkrankung anzusehen ist, hat unter dem Gesichtspunkt ihrer nosologischen Einordnung in der Vergangenheit breiten Raum in der Diskussion eingenommen. Für die große Mehrheit der Fälle kann davon ausgegangen werden, daß die Erkrankung einen neurotischen Zustand beschreibt, der in der Adoleszenz einsetzt und von dem weibliche Personen ca. 10mal häufiger betroffen sind als männliche Jugendliche. Depressionen mit psychotischen Zügen sind ein weniger häufiges Bild. In wenigen Fällen kann der Zustand als frühe Manifestation einer beginnenden schizophrenen Erkrankung verstanden werden. Sowohl bei der Entstehung als auch in der akuten Psychopathologie kommt der Familie eine besondere Bedeutung zu.

Liebmann et al. (1974) nehmen an, daß die Eltern ihre eigenen Probleme verdrängen, indem sie sich auf die Erkrankung ihres Kindes konzentrieren. Kalucy et al. (1977) berichten, daß 14 % der Väter, jedoch nicht die Mütter an einer manisch-depressiven Erkrankung litten. Cantwell et al. (1977) fanden eine erhöhte Inzidenz an affektiven Störungen in den Familien von Anorektikerinnen. Dally (1977) hat beschrieben, daß 75 % der Mütter von Anorektikerinnen unter 15 Jahren in seiner Untersuchungsgruppe eine Vorgeschichte depressiver Erkrankungen hatten. Crisp et al. (1974) wiesen darauf hin, daß Eltern häufig depressive Symptome und Angstsymptome entwickelten, während ihre Töchter von der Erkrankung genasen.

Für Meermann (1981) stellt sich die Frage, ob Anorexia nervosa überhaupt in das geläufige nosologische System eingeordnet werden kann „denn die Anorexia nervosa läßt sich hinsichtlich der Entstehungsbedingungen am ehesten als neurotische Störung auffassen, die Symptomatologie ließe sich gut in die Beschreibung psychosomatischer bzw. psychophysiologischer Erkrankungen einordnen, und der Verlauf zeigt eine unverkennbare Nähe zu den Suchterkrankungen sowie in einem Teil der Fälle das Bild progredienter Psychose" (S. 8).

Die meisten Kliniker scheinen heute anzuerkennen, daß primäre Anorexia nervosa ein von anderen Erkrankungen zu unterscheidendes Kernsyndrom darstellt. Diese Position wurde bereits von den Erstbeschreibern des Zustands eingenommen (Gull 1868; Lasègue 1873). Inzwischen liegen Vorschläge für mehrere Diagnosesysteme vor (z. B. Dally 1969; Russell 1970; Morgan u. Russell 1975; Garrow et al. 1975; Rollins u. Piazza 1978). Die Einschätzung von Meermann (1981) und Steinhausen (1983), daß die Diagnosekriterien von Feighner et al. (1972) die umfassendste Grundlage für eine diagnostische Einordnung abgeben, wird hier geteilt. Diese Kriterien waren ursprünglich als Forschungsinstrument entwickelt worden. Sie haben inzwischen auch unter Klinikern weite Verbreitung gefunden. Dem Argument von Garfinkel u. Garner (1982), daß diese Kriterien wegen ihrer Rigorosität einige Fälle, die verschiedene der sekundären Kriterien nicht erfüllen, ausschließen, kann ebenfalls zugestimmt werden. Unter dem Gesichtspunkt der Vergleichbarkeit von Forschungsergebnissen sollte jedoch an dem Instrument festgehalten und, falls nötig, ausgewiesen werden, welche der Kriterien nicht in vollem Umfang erfüllt werden.

Diagnosekriterien der Anorexia nervosa. (Nach Feighner et al. 1972)

1) Beginn der Erkrankung vor dem 25. Lebensjahr.

2) Anorexie gefolgt von einem Gewichtsverlust von mindestens 25 % des ursprünglichen Körpergewichts.

3) Eine verzerrte und nicht korrigierbare Einstellung gegenüber Essen, Nahrung oder Gewicht, welche trotz Hunger, Ermahnungen, Bekräftigungen oder Drohungen weiter besteht, z. B.
    a) Krankheitsverleugnung, die gekoppelt ist mit der Unfähigkeit, den notwendigen Kalorienbedarf zu erkennen;
    b) offensichtliches Vergnügen am Gewichtsverlust mit deutlichen Anzeichen dafür, daß die Nahrungsverweigerung als angenehm erlebt wird;
    c) ein angestrebtes „bodyimage" (Körperschema, -idealbild) von extremer

Magerkeit mit deutlichem Hinweis darauf, daß das Erreichen und Einhalten dieses Idealbildes für die Patienten belohnend ist;
d) ungewöhnliches Horten und Umgehen mit Nahrungsmitteln.

4) Keine bekannte körperliche Krankheit, die für die Anorexie oder den Gewichtsverlust verantwortlich sein könnte.

5) Keine bekannte psychiatrische Erkrankung, besonders keine primär affektive Störung, Schizophrenie, Zwangsneurose oder Phobie (mit Diagnosewert!).

6) Mindestens 2 der folgenden 6 Symptome müssen vorhanden sein

   a) Amenorrhö,
   b) Lanugobehaarung,
   c) Bradykardie (Puls von 60 oder weniger),
   d) Perioden von Hyperaktivität,
   e) bulimische Episoden (Heißhunger und Freßorgien),
   f) Erbrechen (einschließlich selbstinduziertes).

Diese Diagnosekriterien sind mit der Ausnahme einiger offensichtlicher Unterkriterien auf männliche Betroffene gleichfalls anwendbar. Im männlichen Geschlecht tritt die Erkrankung jedoch sehr viel seltener auf. Lediglich 3–10 % der Fälle sind männlich (entsprechend den Angaben verschiedener Autoren, vgl. Garfinkel u. Garner 1982). Darüber hinaus ist für männliche Betroffene nicht der gleiche Anstieg in der Inzidenzrate zu verzeichnen wie bei weiblichen Fällen. Bruch (1978) und Jones et al. (1980) sind der Ansicht, daß die Inzidenzrate für männliche Anorexieerkrankungen über die Jahre konstant geblieben ist.

1.5 Ätiologische Annahmen

Die große Zahl der durch die Erkrankung inspirierten Publikationen erweckt den Eindruck eines einerseits reichhaltigen, aber gleichzeitig unvollständigen Wissens. Der zweite Eindruck entsteht u. a. durch den offensichtlichen Mangel an Konsens hinsichtlich der Ätiologie. Die 6 wesentlichen Theorien sollen im folgenden kurz dargestellt werden. Sie schließen sich gegenseitig nicht aus, und es gibt offensichtliche Verbindungen zwischen ihnen. Insgesamt sind die Ebenen der Beschreibung jedoch deutlich voneinander abgesetzt.

1.5.1 Die soziokulturelle Theorie

Frauen sind von Anorexia nervosa viel häufiger betroffen als Männer. Diese Beobachtung ist bereits von den Erstbeschreibern gemacht worden (Gull 1874; vgl. auch Hsu 1980). Die Betroffenen sind überwiegend Angehörige höherer sozialer Schichten in den entwickelten Ländern der westlichen Welt (Crisp et al. 1976; Jones et al. 1980). Die Krankheit scheint häufiger aufzutreten als früher (Halmi 1974; Jones et al. 1980; Kendell et al. 1973; Theander 1970). Diese Aspekte verweisen auf die Beteiligung soziokultureller Einflüsse.

Die Bedeutung von körperlicher Attraktivität und Fitness in westlichen Gesellschaften ist unbestreitbar. Schlankheit ist vielleicht das häufigste Ausdrucksmittel dafür. Verschiedene Autoren haben darauf hingewiesen, daß die Mehrheit junger Frauen sich Sorgen um ihr Gewicht macht und gerne schlanker sein möchte (Nylander 1971; Crisp 1980). Garner et al. (1980) haben bei einer Überprüfung von Daten aus dem Playboy („Häschen des Monats") und von Wahlen amerikanischer Schönheitsköniginnen feststellen können, daß die so Gekürten seit 1959 (Playboy) bzw. 1970 (Mißwahlen) bei gleicher Größe deutlich schlanker geworden sind. Dieser Trend war gegenläufig zur allgemeinen Entwicklung in der amerikanischen Bevölkerung. Im gleichen Zeitraum hat die Durchschnittsamerikanerin an Gewicht zugenommen. Gleichzeitig war ein deutlicher Anstieg der Zahl der Diätartikel in US-Frauenzeitschriften zu registrieren. Daß der Druck des gesellschaftlichen Schlankheitsideals ursächlich mit der Erkrankung in Verbindung steht, kann aus der Beobachtung geschlossen werden, daß Frauen, die ihr Gewicht aus beruflichen und wettbewerblichen Gründen in Schach halten müssen, z. B. Ballettschülerinnen, (Photo)Modelle und Athletinnen (Druss u. Silverman 1979; Frisch et al. 1980; Garner u. Garfinkel 1980) besonders gefährdet sind. Männer scheinen im Gegensatz dazu lieber einen athletischen Körper besitzen zu wollen (Nylander 1971).

Selvini Palazzoli (1982) sieht die Entstehung der Erkrankung im Zusammenhang mit den komplexen und widersprüchlichen Rollenerwartungen, mit denen Frauen in modernen westlichen Gesellschaften zurechtzukommen haben. Die Autorin nimmt an, daß solche Rollendiffusion Unsicherheitsgefühle weckt, die in Bemühungen um Perfektion und Selbstkontrolle münden. Für Crisp (1980) kommt der Auflösung tradierter und allgemein akzeptierter Werte eine besondere Bedeutung zu. Dies erklärt für ihn auch, warum Angehörige der Mittelschicht häufiger betroffen sind. Für ihn ist das Wertsystem der Mittelschicht am deutlichsten mit der gesellschaftlichen Realität außer Tritt geraten. Ihre Figur und ihr Gewicht zu zügeln, wird für junge Frauen aus der Mittelschicht deshalb zu einem „zentralen und symbolisch wichtigen Prozeß ihrer Adoleszenz" (S. 52).

Die oben wiedergegebenen Aussagen unterstreichen, warum junge Frauen von der Erkrankung insgesamt wesentlich häufiger betroffen werden als Männer und warum die Erkrankung in den westlichen Industrieländern sehr viel öfter vorkommt als beispielsweise in der dritten Welt. Da aber offensichtlich nicht alle Frauen, die diesen Einflüssen ausgesetzt sind, Anorexia nervosa entwickeln, müssen andere Gründe mitberücksichtigt werden bzw. gleichzeitig vorliegen.

1.5.2 Familienpathologische Erklärungen

Bereits die frühen Beschreiber der Erkrankung haben auf die besondere Bedeutung der Familienpathologie hingewiesen. Charcot (1889) empfahl die Trennung der Patientin von der Familie als Teil der Behandlung. Gull (1874) sah in den Verwandten die ungeeignetsten Betreuer der Erkrankten. Lasègue (1873) beschrieb die auffallenden gegenseitigen Einmischungen der Familienmitglieder und wies Kliniker mit Nachdruck darauf hin, die Familienpathologie nicht zu übersehen.

Versuche, typische Väter oder Mütter von Anorektikerinnen zu identifizieren, haben keine konsistenten Ergebnisse erbracht (vgl. Crisp et al. 1980; Kalucy et al. 1977). In der jüngsten Vergangenheit haben verschiedene Autoren Beschreibungen typischer pathologischer Familieninteraktionen vorgenommen. So wurde von Bruch (1973, 1977) die Fassade von Stabilität und Glück betont, hinter der sich in diesen Familien Desillusion und Konkurrenz der Eltern verstecken. Die Orientiertheit an äußerem Schein und vorweisbarem Erfolg fiel der Autorin an diesen Eltern ebenfalls auf.

Selvini Palazzoli (1982) hat ihr Modell, in dem ursprünglich die Mutter-Tochter-Beziehung im Mittelpunkt stand, schrittweise in Richtung auf die Beschreibung der Interaktion der gesamten Familie verändert. Ihre Mailänder Gruppe und Minuchins Gruppe in Philadelphia haben je für sich ein systemisches Modell der Beschreibung und Behandlung der Anorexie entwickelt. Nach Minuchin et al. (1978) zeichnet sich das traditionelle lineare Modell dadurch aus, daß es unterschiedliche Faktoren miteinander verbindet, die alle auf das Individuum zielen und derentwegen das Individuum als Sitz der Pathologie angenommen wird. Dagegen betont das systemische Modell die Interdependenz und die zirkuläre Interaktion der beteiligten Kräfte. Entsprechend dieser Ansicht ist das Verhalten eines individuellen Mitglieds der Familie gleichzeitig verursacht und verursachend; Ausgangspunkt und Ergebnis einer Interaktion sind demnach vom Beobachter frei gewählte Bezugspunkte, die ihren Wert aus der Brauchbarkeit der Beobachtung oder im Zusammenhang mit therapeutischen Interventionen beziehen.

Sowohl Selvini Palazzoli als auch Minuchin haben beschrieben, daß bestimmte Arten von Familienbeziehungen in engem Zusammenhang mit der Entwicklung und Aufrechterhaltung psychosomatischer Erkrankungen bei Kindern stehen und daß die Erkrankung eine wichtige Bedeutung für die Homöostase des Familiensystems hat. In diesem Zusammenhang ist eine Studie von Crisp et al (1974) aufschlußreich, die die Schutzfunktion der Erkrankung für die Eltern illustriert. Die Autoren verglichen die Neurotizismuswerte einer Gruppe von Eltern anorektischer Kinder vor und nach stationärer Gewichtsrestaurierung mit einer Kontrollgruppe, die auf den Variablen Alter, Geschlecht und Familienstand parallelisiert war. Als Instrument diente der Middlesex Hospital Questionnaire. Zunächst fanden sie keine Unterschiede zwischen beiden Gruppen. Nachdem das Gewicht der Tochter jedoch wiederhergestellt war, zeigten die Eltern einen deutlichen Anstieg psychopathologischer Ergebnisse.

Selvini Palazzoli und ihre Gruppe haben versucht, die Aussagen von Haley (1959) über die Kommunikation der Familien Schizophrener auf die Familien anorexieerkrankter Jugendlicher zu übertragen. Bei ihren klinischen Untersuchungen konnten sie bestimmte Charakteristika beobachten (Selvini Palazzoli 1982, S. 235–50):

1) Anders als Familien Schizophrener scheinen die Familien anorektischer Jugendlicher zusammenhängend zu kommunizieren, sowohl verbal als auch nichtverbal. Sie scheinen sich dessen, was sie sagen, sicher zu sein, sowie auch ihres Rechts, der Beziehung Regeln aufzuerlegen.

2) Es ist in diesen Familien extrem häufig, die Botschaften anderer abzulehnen. Sehr selten

wird ein Familienmitglied ein anderes, in dem, was es gesagt hat oder darin, wie es die Beziehung definiert hat, bestätigen.

3) Die Eltern scheinen je für sich Schwierigkeiten oder einen Widerwillen zu haben, die Führung der Familie zu übernehmen. Keiner ist bereit, die Verantwortung zu übernehmen, wenn etwas schief geht. Vor allem hat jeder Elternteil das Bedürfnis, für seine Entscheidungen andere verantwortlich zu machen. Die Handlungen werden niemals eigenen persönlichen Präferenzen zugeschrieben, sondern immer den Bedürfnissen eines anderen Mitglieds: Alle Entscheidungen werden zugunsten eines anderen getroffen. Diese Regel gilt auch für das Verhalten der Patientin. Nur sind ihre Symptome so überwältigend, daß man von ihr nicht (offen) erwarten kann, sich für andere aufzuopfern. In dieser Weise bildet sich schließlich eine Art Führung heraus, die ihre Berechtigung aus der Krankheit bezieht und nur akzeptiert werden kann, weil sie pathologisch ist.

4) Das Bündnisspiel stellt das zentrale und schwierigste Problem dar, mit dem sich Familien von Magersüchtigen auseinanderzusetzen haben. Es ist die Grundlage einer großen Zahl geheimer Regeln, die nie erwähnt oder nur angedeutet werden dürfen und zahlreiche verzerrte Verhaltensmuster zur Folge haben. Weil offene Allianzen zwischen einem Elternteil und Kind verboten sind (sie würden einen Verrat an dem oder den anderen darstellen), bestehen Bündnisse immer insgeheim. Das betroffene Kind ist dazu verurteilt, geheimer Verbündeter für beide Elternteile zu sein. Beide Elternteile, vom Partner enttäuscht, ermutigen die Patientin heimlich, dessen Mängel auszugleichen, Selvini Palazzoli hat diese Konstellation „Ehe zu dritt" genannt (1982, S. 245). Die Autorin weist darauf hin, daß die Magersüchtige unter solchen Voraussetzungen große Schwierigkeiten mit der Trennung von der Familie in der Adoleszenz haben muß, während die Bedürfnisse der Eltern sich in dieser Konstellation weitgehend aufgehoben fühlen können. In Familien mit mehr als einem Kind entfremdet sich die Patientin häufig von ihren Geschwistern, von denen sie abgelehnt wird, weil sie die Rolle eines zusätzlichen Elternteils spielen muß.

5) Da jeder immer nur in gutgemeinter Absicht und in Wahrnehmung der Interessen anderer handelt, kann er nicht kritisert werden. Wenn diese Regel gefährdet erscheint, kann der Wille zur Selbstaufopferung als Mittel zur verschleierten Bedrohung der anderen dienen. So kann ein Elternteil z. B. ankündigen, das Haus verlassen zu wollen, wenn das der Tochter hilft. Die Väter scheinen oft ihre einzige Verantwortung darin zu sehen, daß sie in der Vergangenheit zu tolerant gewesen sind.

6) Hinter einer Fassade von Harmonie verbergen die Eltern eine tiefe Desillusion mit ihrer ehelichen Beziehung. Jeder Partner konkurriert um eine Position moralischer Überlegenheit, zu der der Nachweis gehört, die meisten oder das größte Opfer für andere gebracht zu haben. Selvini Palazzoli nennt diesen Zustand „Symmetrie durch Opfereskalation". Dazu gehört, daß jeder Elternteil zwar die Unterstützung der Tochter sucht, diese aber zurückweist, wenn sie als solche (offen) erkennbar wird: Der alliierte Elternteil würde damit als weniger unterdrückt erscheinen und scheinbar ein geringeres Opfer bringen.
Versucht die Tochter, sich auf eigene Füße zu stellen und diese prekäre Position zu verlassen, macht sie die Erfahrung, daß ihre Eltern zum ersten Mal vereint auftreten. Es scheint so, als könnten die Eltern ihrer Tochter nicht erlauben, die für sie selbst wichtige Position aufzugeben. Zu anderen Zeiten mag die Tochter mit Symptomen reagieren, wenn von einem anderen Familienmitglied eine Änderung der Homöostase des Familiensystems angedroht wird.
Für Selvini Palazolli stimmt die Ablehnung von Nahrung vollkommen mit dem Interaktionsstil dieser Familien überein, in denen die Wahrscheinlichkeit groß ist, daß jede Kommunikation abgelehnt wird. Insbesondere stimmt die Nahrungsverweigerung „völlig mit der Opferhaltung der Gruppe überein, in der Leiden im Spiel um Überlegenheit der beste Zug ist" (1982, S. 250).

Wie die Mailänder Gruppe um Selvini Palazzoli, so hat auch Minuchins Philadelphia-Gruppe eine Reihe charakteristischer Interaktionsweisen in Familien mit einem an einer psychosomatischen Erkrankung leidenden Kind festgestellt. Ausgangspunkt für diese Beobachtungen waren Untersuchungen an Familien mit Diabeteskindern. Schrittweise wurden die Studien auf Familien mit

Asthma- und Anorexieerkrankungen ausgedehnt. Folgende Charakteristika konnten festgestellt werden (Minuchin et al. 1978):

1) Die Familienbeziehungen zeichnen sich durch eine extrem enge und intensive Form der Interaktion aus, die als verstrickt oder verschmolzen bezeichnet werden kann („enmeshed"). Daneben scheint eine nur gering ausgebildete Grenze („boundary") zwischen dem Familiensystem und den Ursprungsfamilien der Eltern zu bestehen. Die Familienmitglieder, einschließlich die der Ursprungsfamilie, versuchen, sich in die Denkweisen und Gefühle der anderen einzumischen. Übertriebene Gemeinsamkeits- und Gemeinschaftlichkeitsideale resultieren in einem Mangel an geschützter Privatsphäre für die einzelnen. Loyalität und Schutzfunktionen kommen vor Autonomie- und Selbstverwirklichungsbestrebungen.

2) Die Überbehütung in psychosomatischen Familien findet ihren Ausdruck in dem unangemessenen Grad gegenseitiger Fürsorge, die sich nicht auf die Patientin oder die Krankheit beschränkt. Ernährende und beschützende Funktion werden ständig geweckt und bereitgestellt. Die einzelnen sind hypersensibilisiert für alle Anzeichen von möglichem Konflikt oder Spannung. In solchen Familien führt die elterliche Überbehütung zu einer Retardierung von Autonomiebestrebungen, der Kompetenz und Entdeckung von Interessen außerhalb der Sicherheit der Familie.
Für die Kinder, besonders für die am meisten betroffene Patientin, ist es äußerst schwierig, gegen diesen Familienstil aufzubegehren. Die Erfahrung, mit Hilfe der Magersuchtssymptome die Familie beschützen zu können, ist vermutlich ein wesentlicher Verstärker für die Aufrechterhaltung der Krankheit.
Wünsche werden indirekt und vorgeblich uneigennützig geäußert, so daß ihre Ablehnung sowie offensichtlich persönliche Initiativen als Verrat gewertet werden. Die Selbstverleugnung und indirekte Kommunikation von Wünschen und Absichten in dieser Beschreibung weist große Ähnlichkeiten mit Selvini Palazzolis Beschreibungen auf.

3) Die Familien zeichnen sich durch eine rigide Aufrechterhaltung des bestehenden Status quo aus. Während Veränderung und Wachstum erforderlich machenden Phasen wie dem Eintritt eines Kindes in die Adoleszenz erleben diese Familien eine starke Bedrohung. Es ist fast nicht möglich, die Regeln in der Familie so zu ändern, daß gleichzeitig mehr altersangemessene Autonomie und Kontinuität der Familienentwicklung gesichert werden können. Themen, z. B. Autonomie, die zu Veränderungen führen könnten, dürfen nicht offen diskutiert werden. Selbst bei Aufnahme einer Behandlung beteuern solche Eltern, in der Familie sei alles in Ordnung – abgesehen von der Erkrankung der Tochter, die sie nicht verstehen könnten. Sie verneinen jede Notwendigkeit für interne Veränderung.
Solche Familien sind äußerst empfindlich für externe Veränderungen und Streß, wie z. B. berufliche Veränderungen, Verlust von Angehörigen der weiteren Familie etc., weil die internen Bewältigungsmechanismen sehr schnell durch solche Ereignisse überlastet werden. Durch die Kombination von Rigidität, Überfürsorglichkeit und fusionierter Interessennahme ist die Konfliktschwelle in diesen Familien sehr niedrig. Oft wird ein strikter moralischer oder religiöser Kodex bemüht, um die eigentümlichen Interaktionen und Muster in diesen Familien vor Anzweifelungen zu schützen.

4) Mangel an Konfliktlösungsfähigkeit wird ebenfalls häufig beobachtet. Dieser Mechanismus wirkt entweder durch Vermeidung, d. h. wenigstens einer der Konfliktpartner weicht aus und verläßt u. U. die Szene oder ständige Unterbrechungen und Ablenkungen machen die Anerkennung und Bearbeitung von Konflikten unmöglich.
Familien mit psychosomatisch erkrankten Kindern scheinen einer von zwei Positionen zuzuneigen. Entweder wird jeder Grund für Konflikte verleugnet oder man streitet ganz offen miteinander, läßt es aber nicht zu einer Lösung kommen. Das Ergebnis ist in beiden Fällen ähnlich. Normale Familien können Konflikte anerkennen und sie mehr oder weniger gut lösen.

5) Die Einbeziehung des Kindes in elterliche Konflikte wird als Hauptfaktor bei der Entwicklung und Aufrechterhaltung psychosomatischer Symptome verstanden. Minuchin et al. (1978) beobachteten verschiedene Weisen, in denen Eltern ihr Kind in eigenen Konflikten funktionalisieren. Manchmal wird das Kind trianguliert („triangulation"): Es wird von einem Elternteil offen aufgefordert, eine Koalition gegen den anderen einzugehen. Die

Patientin kann dabei die Koalition je nach Erfordernis häufig wechseln oder eine längerfristige Allianz mit einem Elternteil eingehen. Sie muß sich aber immer in Opposition zu einem Teil befinden, wenn sie einem anderen nahe sein will.

Ein anderes Muster läßt sich als Konfliktumleitung bezeichnen (»detouring"): Eltern, die sich nicht direkt miteinander auseinandersetzen können, lösen die Situation, indem sie sich in gemeinsamer Sorge um das kranke Kind vereinigen. In einer anderen Variante wird der partnerschaftliche Konflikt in einen Disput über die Patientin und den Umgang mit ihr transformiert. In diesen beiden Fällen wird das kranke Kind zum einzigen Problem der Familie erklärt. Die Effektivität der Patientin als Justierwerk der inneren Stabilität der Familie verstärkt das Fortbestehen der Symptomatik und das Fortbestehen der eigentümlichen Organisation der Familie, die die Symptomatik hervorgebracht hat.

Die obige Beschreibung steht in enger Beziehung zu den Mustern, die von Selvini Palazzoli und ihren Kollegen (s. oben) beschrieben worden sind.

Die systemischen Konzeptualisierungen der oben vorgestellten beiden Gruppen haben mehrere Gemeinsamkeiten, insbesondere die Ideen geheimer Bündnisse, der Selbstaufopferung und der Verschmelzungsbestrebungen hinsichtlich Gedanken und Gefühlen anderer Familienmitglieder. Beide Gruppen weisen auch darauf hin, daß es den in solchen Familien aufgewachsenen Kindern schwieriger gelingen wird, wenn nicht sogar unmöglich ist, in der Adoleszenz zunehmend ihre Autonomie zu verwirklichen.

Obwohl die beschriebenen Konzepte Grundlage für verbreitete und erfolgreiche therapeutische Vorgehensweisen geworden sind, bleibt festzustellen, daß es bisher noch an einer empirischen Validitätsbestätigung mangelt. Minuchin et al. (1978) haben zwar einen Überblick über eine entsprechende Untersuchung gegeben, aber die konkreten Ergebnisse sowie detailliertere methodische Angaben stehen noch aus. Daneben muß erwähnt werden, daß noch keine ausreichende Antwort auf die Frage gefunden worden ist, zu welchem Grad die beobachtbaren Interaktionen in den entsprechenden Familien Ergebnis eines belastenden Krankheitserlebnisses sind und wieviel Anteil sie andererseits als prädispositioneller Faktor an der Entwicklung oder am Ausbruch der Erkrankung haben.

Im Zusammenhang mit der Bedeutung der Familienumwelt bei der Entstehung der Anorexia nervosa stehen auch die Studien, die eine genetische Prädisposition aufgrund der Tatsache gehäuften Auftretens von Magersuchtsproblemen bei Angehörigen der Patientinnen annehmen (Crisp et al. 1980; Halmi et al. 1977; Morgan u. Russell 1975; Theander 1970). In einer weiteren Untersuchung haben Crisp und seine Mitarbeiter (Crisp 1977; Kalucy et al. 1977) feststellen können, daß Gewichtsstörungen in der weiteren Familie spezifisch mit der Entstehung der Anorexie bei einem anderen Familienmitglied zusammenzuhängen scheinen. Diese Beobachtung konnte von anderen Untersuchern jedoch nicht bestätigt werden (Halmi et al. 1978).

1.5.3 Psychodynamische und verhaltenstherapeutische Modelle

Die Anorexia nervosa ist bereits durch Brown (1931) als pathologische Manifestation im Ablösungsprozeß der Heranwachsenden von der elterlichen Autorität beschrieben worden. Diese Sicht konstituiert weiterhin eine der Grundannahmen in psychodynamischen Erklärungsmodellen. Bruch (1962, 1970, 1973, 1977) hat wiederholt darauf hingewiesen, daß die Magersucht Ausdruck einer konflikthaften Suche nach Identität und Selbstachtung sei. Daß dieser Konflikt die Form willkürlichen Hungerns annimmt, deutet auf schwerwiegende psychologische Entwicklungsdefizite hin. An der Wurzel dieser Defizite liege das Versagen der Eltern, die Patientin als eigenständiges Individuum zu akzeptieren und zu fördern. Insbesondere sei es ihnen nicht gelungen, ihren Kindern zur Entwicklung eines gesunden Selbstvertrauens und Selbstwertgefühls zu verhelfen. Stattdessen würden die Kinder für die Ergänzung der elterlichen Bedürfnisse funktionalisiert. Kurz ausgedrückt, die Kinder wachsen im Gefühl auf, Eigentum ihrer Eltern zu sein. Die Erkrankung kann demzufolge als Versuch verstanden werden, aus dieser Rollenfestlegung auszubrechen und eine Form von Selbstbestimmung und zweifelhafter Autonomie zu gewinnen. Die mit dem Mangel an wahrer Autonomie und einem paralysierenden Mangel an Vertrauen in die eigenen Fähigkeiten verbundene falsche Wahrnehmung und Interpretation von Körperzuständen und der eigenen sozialen Rolle verführt die Betroffenen dazu, Magerkeit und Hungerzustand in übertriebener und konkretistischer Weise als Ausdruck persönlicher Besonderheit und Selbstbestimmung zu interpretieren. Ähnliche Konzeptualisierungen wurden von Selvini Palazzoli (1982) unter Einbezug einer Mehrgenerationenperspektive und von Dare (1982, 1984) im Zusammenhang mit der Entwicklung des Lebenszyklus der Primärfamilie (Erikson 1966, 1974; Solomon 1973) vorgeschlagen. Die individuumbezogenen psychodynamischen Konzepte erscheinen sehr plausibel, sind aber empirisch nie überzeugend getestet worden. Darüber hinaus haben sich die aus ihnen abgeleiteten therapeutischen Veränderungsbemühungen als nicht sehr effektiv erwiesen (Bruch 1970; Selvini Palazzoli 1982; Dare 1982; 1984). Diese Erfahrung war für die beiden letztgenannten Autoren der wesentliche Anlaß für die Entwicklung systemisch-familientherapeutischer Entwicklungs- und Veränderungskonzepte (Selvini Palazzoli 1982; Dare 1982, 1984).

Verhaltenstherapeutische Methoden sind in der Vergangenheit weit überwiegend im Kontext stationärer Behandlungen eingesetzt worden. Zunehmend häufiger geben sie jedoch auch die Grundlage für ambulante Weiterbehandlungen nach erfolgreicher Hospitalisierung ab. Während der Phase der Klinikbehandlung liegt ihr hauptsächlicher Anwendungsbereich in der möglichst kurzfristigen (innerhalb weniger Monate) Herstellung eines akzeptablen Gewichts, das die Grundlage für entsprechende Weiterbehandlungen bilden soll. Im Unterschied zu psychodynamischen Konzepten sind die verhaltensorientierten Vorstellungen, insbesondere hinsichtlich ihrer ätiologischen Annahmen, weit weniger komplex, dennoch zumindest initial nicht weniger effektiv. Probleme ergeben sich häufig erst nach der auf die erfolgreiche Gewichtsrestaurierung folgenden Entlassung aus stationärer Behandlung, weil Fragen der Generalisierung und Aufrechterhaltung von Behandlungsfortschritten nicht immer genügend Beachtung finden (vgl. Garfinkel u. Garner 1982; Meermann u. Vandereycken 1981). Besonders erfolgreich und häufig werden angewendet: operante Verfahren (positive Verstärkung, „token economy", auf Vermeidungslernen beruhende Techniken unter Einsatz von aversiven Reizen und negativer Verstärkung), Feedbacktechniken, systematische Desensibilisierung, Modellernen, Contractmanagement und, inzwischen häufiger, kognitive Verfahren und eine verstärkte

Einbeziehung von Angehörigen im Rahmen verhaltenstherapeutischer Familientherapien (Liebmann et al. 1974). Der letztgenannte Ansatz geht von der Annahme aus, daß das Verhalten eines Individuums in der natürlichen Bezugsgruppe durch die Interaktionen aller Angehörigen mehrfach determiniert ist und deshalb die komplexen Interaktionen und Verstärkungen in der Familie in der Behandlung berücksichtigt werden müssen (Wahler 1976). Dieses Vorgehen stellt somit einen Übergang zu den explizit systemisch-familientherapeutischen Modellen von Dare, Minuchin und Selvini-Palazzoli dar (vgl. Nitz 1981; 1983).

Die verhaltenstherapeutische Behandlung der Anorexia nervosa ist durch die Vorwürfe von Bruch (1974) zum Gegenstand einer scharfen Auseinandersetzung geworden. Die Autorin sah in den damals angewendeten Methoden zur Gewichtsrestaurierung eine schädliche und gefährliche Neuschaffung der, im übertragenen Sinne, vergewaltigenden und fremdbestimmenden Familienumwelt, die die letzten Reste von Selbstachtung unterminieren und die Patientin ihrer entscheidenden Hoffnung auf das Erlangen von Selbstbestimmung berauben würde, ohne daß ihr dabei irgendeine Hilfe oder ein besseres Selbstverständnis geboten würde (Bruch 1978).

Falls diese Kritik in Hinblick auf verhaltenstherapeutische Behandlungen je gerechtfertigt gewesen sein soll, ist festzuhalten, daß die Methoden der Verhaltenstherapie gerade wegen ihrer vermeintlich einfachen Anwendbarkeit die Gefahr mit sich bringen, von nicht ausreichend ausgebildetem Personal umgesetzt zu werden, besonders, wo die Behandlung auf reine Gewichtszunahme begrenzt bleibt. Im Urteil führender Vertreter der Methode ist solches Vorgehen „schlechte Verhaltenstherapie" (Wolpe 1975; Agras u. Werne 1978). Demgegenüber setzt eine „gute" Verhaltenstherapie voraus, daß auf Grundlage einer breit angelegten funktionalen Analyse alle wesentlichen Variablen des gestörten und zu modifizierenden Verhaltens berücksichtigt werden (Hautzinger 1980; Kellermann 1977).

Obwohl die Verhaltenstherapie keine ähnlich umfassenden ätiologischen Konzepte wie die psychodynamische Schule hat, scheinen durch die beobachteten Erfolge implizite Annahmen über die Genese der Symptome und ihre Aufrechterhaltung bestätigt zu werden. Auch wenn in der Theorienbildung solche Aspekte wie die Gewichtsproblematik, der Beitrag der Familie und allgemeinere psychosoziale Bedingungen etwas unvermittelt nebeneinander stehen, kann Verhaltenstherapie auf der Grundlage einer breit angelegten Bedingungsanalyse über die Gewichtsrestaurierung hinaus erfolgreich sein, besonders, wenn die natürliche Umgebung der Patientin in die Behandlung einbezogen wird (Liebmann et al. 1974). Für eine allgemeinere Bestimmung dieses Verhältnisses von symptom-vs. am Grundkonflikt orientiertem Vorgehen in der Verhaltenstherapie mit Familien, vgl. Nitz (1982).

1.5.4 Theorie der psychobiologischen Entwicklung

Dieser Ansatz wird v. a. von Crisp (1967b, 1970b, 1977, 1980) vertreten. Die Magersucht wurzelt danach in den biologischen und psychosozialen Erfahrungen am Ende der Adoleszenz im Zusammenhang mit reifem Erwachsenenkörpergewicht und Körperform. Die offensichtlichen sexuellen Implikationen und die Geschlechtsrollenbestimmung erfordern auf Seiten der Heranwachsenden eine Neubestimmung ihrer Identität, bei der sie auf die Unterstützung ihrer Umwelt, insbesondere der Familie, angewiesen ist. Wenn die Ursprungsfamilie aus eigenen Konflikten heraus die notwendige flexible Anpassung an die veränderte Situation nicht zu leisten vermag, kann es bei einer durch vorangegangene Entwicklungsbeschränkungen entsprechend disponierten Jugendlichen zum Beginn einer pathologischen Entwicklung kommen. Die Einschränkung der Kalorienzufuhr führt zu einem willkürlichen Hungerzustand, der längerfristig die Regression in einen biologisch und psychologisch präpubertären Zustand zur Folge hat, welcher die vorangegangenen als bedrohlich empfundenen Erfahrungen zu eliminieren hilft. Durch fortgesetzte Kontrolle des Körpergewichts auf niedrigem Niveau wird der Wiedereintritt in einen normalen biologischen und psychosexuellen Zustand vermieden. Crisp (s. oben) spricht hier von einer Gewichtsphobie, bei der normales Körpergewicht und reife Körperformen das soziale Reifeproblem symbolisieren. Dieser Zustand wird durch den Begriff Anorexia nervosa beschrieben. Die fortbestehende Bedrohung durch mögliche Gewichtszunahme und der Zwang, innerhalb der durch diesen labilen Zustand festgelegten Grenzen zu essen, führt zu einem Lebensstil, der alle an sich möglichen und normalen psychosozialen Erfahrungen ausgrenzt.

Während der Erkrankungsprozeß in Gang kommt, wird den Familienangehörigen, namentlich den Eltern, die Beschäftigung mit eigenen ungelösten Partnerschaftsproblemen erspart, auf die sie durch die Dynamik der Adoleszenz ihrer Tochter verwiesen werden. Die Anorexie kann als der Preis verstanden werden, der für die erfolgreiche Unterdrückung dieser Konflikte von der Tochter gezahlt werden muß. Crisp (1980) weist darauf hin, daß die spätestens mit Beginn der Erkrankung offensichtlich werdenden Konflikte oft schon früh programmiert werden. Er führt dazu die häufig von ihm gemachte Beobachtung an, daß viele überfürsorgliche Familien ihren Nachwuchs besonders reichlich füttern und damit ein Wachstum einleiten, das einen frühen Pubertätsbeginn provoziert. Auf dessen psychosoziale Konsequenzen sind diese Familien besonders schlecht vorbereitet.

Obwohl die Annahme der „Gewichtsphobie" nie empirisch getestet worden ist, erfährt sie womöglich Bestätigung durch die Studie von Russell et al. (1975). Die Autoren konnten zeigen, daß das kognitive Schema „Was die Waage anzeigt" charakteristisch für zahlreiche Patientinnen war. Die Autoren manipulierten in ihrem Experiment die Zeiger der Waage, die deshalb ein entsprechend niedrigeres Gewicht anzeigte. Unter diesen Bedingungen waren die Betroffenen bereit, mehr zu essen, als sie normalerweise gewollt hätten. Obwohl als therapeutische Methode langfristig untauglich (und nie als solche beabsichtigt), zeigt sie einen wichtigen kognitiven Vermeidungsprozeß auf.

Weitere Bestätigung findet das Konzept durch die Beobachtung von Crisp et al. (1974), daß sich der psychoneurotische Status der Eltern nach erfolgreicher Gewichtsrestauration der Tochter erhöht. Die Beobachtung erlaubt die Annahme, daß die Erkrankung tatsächlich eine Schutzfunktion für die Partnerschaft hat.

1.5.5 Endokrinologische Aspekte

Russell (1965, 1970, 1977) hat verschiedentlich empfohlen, für die Anorexia nervosa eine primäre hypothalamische Funktionsstörung unbekannter Ätiologie anzunehmen, die nur teilweise von Gewichtsverlust und Psychopathologie abhängig sei. Diese Empfehlung berührt wichtige Aspekte des Verständnisses der Ätiologie und Pathogenese der Erkrankung. Insbesondere die Frage, ob es sich um eine primär psychogene Störung handelt, bei der alle somatischen Konsequenzen ein Ergebnis der Mangelernährung sind, oder um eine zentralnervöse Störung, die gleichermaßen für die Verhaltensstörungen und die hypothalamische Dysregulation des endokrinologischen Systems verantwortlich ist.

Relativ häufig scheint Amenorrhö einzusetzen, bevor eine Abnahme des Körpergewichts zu beobachten ist – bei 7 % der Fälle laut Theander (1970), bei 25 % nach Kay u. Leigh (1954) und bei ca. einem Drittel der Fälle nach Pirke (1981). Diese Zahlen und die Beobachtung, daß hypothalamische Regulationsstörungen und Amenorrhö auch nach erfolgreicher Gewichtsrestauration in zahlreichen Fällen persistieren, sind als Argumente für die obige Hypothese angeführt worden.

Die Bandbreite der Angaben über den Beginn der Amenorrhö spiegelt die Schwierigkeit wider, zu diesem Aspekt zuverlässige Angaben zu erheben. Bei genauer Rekonstruktion und Befragung von Angehörigen wird häufig offensichtlich, daß der Amenorrhö eine längere Phase unregelmäßigen, chaotischen Eßverhaltens vorausging (Crisp u. Stonehill 1971). Beaumont et al. (1981) kamen zu ähnlichen Ergebnissen. Insgesamt gesehen, kann angenommen werden, daß eine dem Gewichtsverlust vorausgehende Amenorrhö seltener vorkommt, als die oben angegebenen Zahlen suggerieren.

Die Unterstützung, die das Argument einer primären Funktionsstörung des Hypothalamus durch obigen Zusammenhang erfahren könnte, würde damit lediglich auf eine Minderheit von Fällen mit untypischem Verlauf der erwähnten klinischen Bilder basieren. Weitere Untersuchungen sind nötig, bevor die Hypothese als ausreichend bestätigt angesehen werden kann.

Die unvollständige Erholung gestörter hypothalamischer Funktionen nach Gewichtsrestauration ist bisher nicht vollständig geklärt. Nach Pirke (1981) ist das Ausmaß des Untergewichts bestimmend für die Störung der Hypothalamusfunktion bei der Sekretion der Gonadotropine und damit für das Eintreten bzw. Persistieren der Amenorrhö. Frisch u. McArthur (1974) haben das Auftreten von Amenorrhö bei nicht anorexiekranken Frauen festgestellt, die 10–15 % ihres auf die Körpergröße bezogenen Normalgewichts verloren hatten. Regelblutungen traten erst wieder nach Überschreiten einer kritischen Gewichtsschwelle von mindestens 87 % des idealen Körpergewichts auf (Frisch 1977). Gewichtsverlust ohne jede begleitende Psychopathologie kann zu Störungen hypothalamischer Funktionen (Vigersky et al. 1977; Pirke et al. 1984) und unreifen Ausscheidungsmustern von luteinisierendem Hormon (Kapen et al. 1981) führen. Crisp u. Stonehill (1971) haben darauf hingewiesen, daß häufig das Erreichen eines statistischen Durchschnittsgewichts für Größe und Alter (höher als Idealgewicht) notwendig sei, damit Regelblutungen wieder einsetzen könnten. Wakeling et al. (1977) beobachteten, daß die Hälfte der von ihnen untersuchten körper-

lich wiederhergestellten Anorektikerinnen auch 6 Monate später noch hypothalamische Funktionsstörungen einschließlich Amenorrhö hatte. Viele körperlich wiederhergestellte Anorektikerinnen haben noch Jahre später kritische
Eßverhaltensmuster – selektive Nahrungsauswahl, Erbrechen, Abführmittel,
Freßorgien (Hsu et al. 1979; Morgan u. Russell 1975). Nach Katz et al. (1978) ist es
dieses Eßverhalten, daß darüber entscheidet, ob sich bei Vorliegen eines ausrei-
chenden Gewichts die Hypothalamusfunktion normalisiert. Nach Russell (1977)
ist das chaotische Eßverhalten Ausdruck der primären hypothalamischen Störung. Auf Grundlage der vorliegenden Evidenz ist es anscheinend nicht möglich,
über die diskutierte Hypothese abschließend zu entscheiden. Die Möglichkeit
der psychischen Beeinflussung des Hypothalamus-Hypophysen-Systems scheint
in diesem Zusammenhang nicht ausreichend diskutiert zu sein.

Andere Störungen des endokrinologischen Systems erstrecken sich auf das
Hypothalamus-Hypophysen-Nebennieren-System (erhöhte Ausscheidung von
Kortisol) und auf die direkte Ausscheidung von Wachstumshormon durch die
Hypophyse (Untersekretion). Für beide hypothalamischen Funktionsstörungen
ist nach Pirke (1981) eine veränderte Stoffwechsellage verantwortlich, die ebenfalls auf die Mangelernährung zurückzuführen ist. In Zusammenhang mit der
Störung der Wachstumshormonausschüttung ist ein Bericht von Russell (1984)
bedeutungsvoll. Bei der Untersuchung einer Gruppe von 20 Mädchen mit „early
on-set anorexia" und primärer Amenorrhö konnte beobachtet werden, daß in
einigen Fällen mit unbefriedigendem Verlauf oder Behandlungsergebnis die
Pubertät und das Größenwachstum nicht vollständig abgeschlossen werden
konnten. Der Autor selbst verweist darauf, daß diese Beobachtung nicht repräsentativ für die Diskussion in der Literatur ist, welche keine bleibenden Behinderungen der pubertären Entwicklung und des Längenwachstums durch eine
Magersüchterkrankung annimmt.

1.6 Inzidenz und Prävalenz

Das herausragendste Ergebnis epidemiologischer Untersuchungen der Anorexia
nervosa ist sicherlich das stark gehäufte Auftreten der Erkrankung. Weiterhin
scheint die Erkrankung auch auf Sozialschichten übergegriffen zu haben, die
traditionell weniger stark betroffen waren. Vor dem Hintergrund dieser Entwicklung ist bemerkenswert, daß der Anteil männlicher Betroffener über die Jahre
hinweg konstant geblieben zu sein scheint.

Theander (1970) hat eine Gruppe von 94 anorektischen Patientinnen beschrieben und sie seit 1931 in 10jährigen Abständen nachuntersucht. Als Grundlage
dienten ihm administrativ-statistische Angaben in den Krankenarchiven aller
psychiatrischen und allgemeinen Krankenhäuser einer definierten Region Süd-
schwedens mit 1,3 Mio. Einwohnern. Die Patientinnen waren an den genannten
Krankenhäusern behandelt worden. Über den Dreißigjahreszeitraum ergab sich
eine Inzidenz von 0,24 jährlichen Neuerkrankungen pro 100 000 Einwohner.
Interessanterweise ergab sich für die letzte Beobachtungsdekade von 1951–60 ein
Anstieg der Inzidenzrate auf 0,45/100 000 pro Jahr. Diese Angabe spiegelt den
Anstieg von durchschnittlich 1,1 auf 5,8 neue Fälle jährlich in der Region im

beobachteten Zeitraum wider. Beim Vergleich mit anderen Untersuchungen muß berücksichtigt werden, daß es sich hier um ursprünglich stationär behandelte Patienten handelt. Weder ambulante noch unbehandelte Patienten sind in der Studie enthalten.

Kendell et al. (1973) haben in Rückgriff auf psychiatrische Fallregister die Inzidenz in 3 verschiedenen Regionen miteinander verglichen. In Nordostschottland ergab sich eine Inzidenz von 1,6/100 000 pro Jahr, in Monroe County (New York) von 0,37/100 000 pro Jahr und in Camberwell (Südost-London) 0,66/100 000 pro Jahr. Wie schon Theander, beobachtete auch diese Gruppe einen starken Anstieg der neuen Erkrankungen in der zweiten Hälfte des Beobachtungszeitraums (1960–71) von 25 auf 43 Fälle. Jones et al. (1980) haben Fallregister und Krankenakten eines großen Allgemeinkrankenhauses in Monroe County (New York) als Grundlage für die Einschätzung der Inzidenz in 2 Vergleichszeiträumen, 1960–79 und 1970–76, benutzt. Sie fanden, daß sich die Inzidenz im zweiten Beobachtungszeitraum verdoppelt hatte – von 0,35 auf 0,64/100 000 pro Jahr. Darüberhinaus ergab sich, daß von dem Anstieg lediglich Frauen betroffen waren, vornehmlich der Altersgruppe von 15–24 Jahren.

Willi u. Grossmann (1983) haben die Inzidenz während dreier nach dem Zufallsprinzip ausgewählter Zeiträume innerhalb einer Gesamtperiode von 1956 bis 1975 im Kanton Zürich untersucht. Als Grundlage der Untersuchung dienten Aufzeichnungen fast aller medizinischen, pädiatrischen und psychiatrischen Kliniken in der Region. Die Inzidenz ist mit Werten von 0,38/100 000 für 1956–1958 auf 0,55/100 000 pro Jahr für 1963–1965, auf 1,12/100 000 pro Jahr für 1973–1975 signifikant angestiegen. Bei gesonderter Betrachtung der Risikopopulation (nach Angaben der Autoren, Schweizer Bürgerinnen des Kantons Zürich zwischen 12 und 25 Jahren) ergab sich ein Anstieg der jährlichen Inzidenz pro 100 000 während dieser Zeiträume von 3,98 (1956–58) über 6,79 (1963–65) auf 16,76 (1973–75). Die Autoren betonen, daß dieser Anstieg nicht darauf zurückzuführen sei, daß heutzutage anorektische Patientinnen früher oder wegen weniger schweren Störungen behandelt würden. Sie weisen ebenfalls darauf hin, daß Inzidenzberechnungen auf der Basis von psychiatrischen Registern allein mit einer gewissen Unsicherheit behaftet sein könnten. In ihrer Untersuchung hätte sich ergeben, daß die Verteilung von pädiatrischen zu psychiatrischen Überweisungen sich während des Beobachtungszeitraums eindeutig zugunsten psychiatrisch-psychotherapeutischer Überweisungen verändert hätte.

Die obengenannten Studien, die auf administrativen Angaben – „administrative Inzidenz" – basieren, erlauben kein zuverlässiges Bild der „wahren Inzidenz" oder der Verbreitung der Erkrankung in der allgemeinen Bevölkerung, da sie die Registrierung als psychiatrische oder medizinische Patienten voraussetzen. Da zahlreiche Patienten durch niedergelassene Ärzte oder durch nichtmedizinisches Personal (Psychologen, Diätberatern oder andere) behandelt werden, können sie in diesen Zahlen nicht enthalten sein. Die „wahre" Inzidenz dürfte dementsprechend höher liegen. Einen anderen Aspekt hat bereits Theander (1970) angesprochen. Die zunehmende Verbreitung der Erkrankung, besonders auch in niederen sozioökonomischen Schichten, kann zu einer größeren Sicherheit in der Diagnosestellung geführt haben, woraus sich ein insgesamt überproportionaler Anstieg bei den Inzidenzraten ergeben haben könnte.

Zuverlässigere Angaben über die Häufigkeit der Erkrankung in der Bevölkerung kann den in den letzten Jahren durchgeführten Prävalenzstudien ent-
nommen werden, die verschiedene Teilpopulationen untersucht haben.

Crisp et al. (1976) haben zwischen 1972 und 1974 englische Schülerinnen an
9 verschiedenen Oberschulen untersucht. Durch Befragungen der Lehrer, der
Schüler und des schulärztlichen Dienstes wurden zunächst Probanden identifi-
ziert, die dann zur Diagnosestellung ärztlich untersucht wurden. Strenge diagnostische Kriterien wurden angewandt. Die Untersuchung wurde an 2 Staats- und
7 Privatschulen mit insgesamt 12 391 Schülerinnen durchgeführt. Für den Privat-
schulbereich ergab sich eine Prävalenz von 0,46 % (ca. eines von 200 Mädchen).
Für die Gruppe von unter 16 Jahren lag die Prävalenz mit 0,17 % relativ niedrig,
während sie in der Altersgruppe von 16 Jahren und älter bei 1,05 % lag (eines von
100 Mädchen). Unter den 2786 Schülerinnen der beiden staatlichen Gesamtschu-
len fand sich lediglich eine Erkrankung, in der Altersgruppe 16 plus. Abgesehen
von sozialen Schichtungsfaktoren kann die geringe Prävalenz in den Staatsschulen nach Angabe der Autoren auch von den schwierigeren Erfassungsbedingun-
gen abhängig gewesen sein. Crisp (1980) gibt für diesen Bereich eine Prävalenz
von ca. 0,33 % (eine von 300 Schülerinnen) in der Altersgruppe von 16–18 Jahren
an.

Da der Altersgipfel der Erkrankung bei ca. 18 Lebensjahren liegt (Crisp u.
Stonehill 1971), kann für eine etwas ältere Gruppe als die untersuchte, z. B.
universitäre Erstsemester, eine noch höhere Prävalenz angenommen werden.

Nylander (1971) hat 1129 Jungen und 1241 Mädchen, überwiegend der Altersgruppe von 14–19 Jahren, untersucht, die zum Untersuchungszeitpunkt eine
Schule der schwedischen Stadt Umea besucht hatten. Er fand, daß sich die
meisten Mädchen dick fühlen und daß dieses Gefühl mit dem Alter zunimmt
(50 % der 14jährigen und 70 % der 18jährigen Mädchen). Lediglich 5 % der Jungen der verschiedenen Altersstufen fühlten sich zu dick. Wie erwartet, waren
Diätverhalten und Abmagerungsversuche weit verbreitet, am meisten in der
Gruppe der 18jährigen, von denen 40 % bereits einmal mehr als 5 kg abgenommen hatten. Etwa 5 % der Probanden berichteten das Auftreten von Symptomen,
wie sie von der Magersucht her bekannt sind. Nylander nahm eine Prävalenz von
ca. 0,6 % schwerer klinischer Fälle und von ca. 10 % milder Fälle mit „anorekto-
genem Verhalten" an. Nach Nylander ist der Unterschied zwischen diagnosti-
zierten und „milden" Fällen nur ein gradueller. Die Diskussion der Entstehung
und Prognose der Erkrankung dürfe sich nicht nur auf schwere, an Kliniken
behandelte Fälle erstrecken, weil dadurch ein falsches Bild von dem Problem
entstehe.

Nach Szmukler (1984) ist nicht jeder in einer Prävalenzstudie entdeckte
„Fall" ein Fall im psychiatrischen Sinn. Ein nicht unerheblicher Teil der so
identifizierten Betroffenen würde nie professionelle Hilfe in Anspruch nehmen
und in entsprechenden Registern auftauchen.

Als Ergebnis der Untersuchung einer großen Gruppe von Schulmädchen im
Alter von 16–18 Jahren an mehreren privaten- und Staatsschulen in London fand
Szmukler (1984) eine Prävalenz von 1,11% (eines von 90 Mädchen) im Privatschul-
sektor und von 0,33 % (eines von 300 Mädchen) bei den staatlichen Schulen.

Während in einer Reihe von Untersuchungen darauf hingewiesen wurde, daß

Anorexia nervosa in höheren sozioökonomischen Schichten überrepräsentiert sei (Crisp et al. 1976; Jones et al. 1980; Kendell et al. 1973; Morgan u. Russell 1975), scheint in dieser Hinsicht gegenwärtig eine ausgleichende Entwicklung stattzufinden. Garfinkel u. Garner (1982) berichten, daß bei einem Vergleich der Zeiträume von 1970–75 und 1976–81, die ihnen aus den höheren Schichten I–II (Hollingshead 1965) überwiesenen Patientinnen anteilsmäßig von 71 % auf 52 % abgenommen haben, während der Anteil niedrigerer Sozialschichten (III–VII) von 29 % auf 48 % gestiegen ist. Kendell et al. (1973) beobachteten in ihrer Untersuchung einen ähnlichen Trend für Nordostschottland und Monroe County (New York), aber nicht für London. Jones et al. (1980) konnten diese Entwicklung in ihrer Untersuchung in Monroe County nicht feststellen.

Wie bereits erwähnt, hat Theander (1970) darauf hingewiesen, daß mit der größeren Verbreitung der Erkrankung ein überproportionaler Anstieg infolge verbesserter Fallidentifizierung in den unteren sozialen Schichten zu beobachten sein würde. Garfinkel u. Garner (1982) halten dem entgegen, daß für die Erkrankung disponierende Einstellungen zu Körpergewicht, Karriere und Leistung sowie (Impuls-)Kontrolle ebenfalls stärkere Verbreitung in allen Sozialschichten gefunden hätten. Während die Erkrankung früher z. B. in schwarzen bzw. westindischen Bevölkerungsgruppen fast unbekannt war (Rowland 1970), tritt sie hier inzwischen auch häufiger auf (Jones et al. 1980; Kendell et al. 1973; Nwaefuna 1981).

Ein epidemiologisches Forschungsergebnis ist immer wieder bestätigt worden: 90–95 % der Betroffenen sind weiblichen Geschlechts (Bemis 1978; Jones et al. 1980). Bruch (1978) ist ebenfalls der Ansicht, der Anteil männlicher Betroffener habe nicht zugenommen. Dieser Eindruck wird von Jones et al. (1980) für die Entwicklung in Monroe County bestätigt. Crisp u. Toms (1972) und Marshall (1978) haben zusätzlich darauf hingewiesen, daß Anorexia nervosa bei männlichen Patienten nicht in gleicher Weise an bestimmte soziale Klassen gebunden ist, wie das für Frauen traditionell der Fall war. Die soziale Distribution sei immer mehr ausgeglichen gewesen.

1.7 Prognose und therapeutische Konsequenzen

Das eindeutig häufigste Alter bei Ausbruch der Erkrankung liegt in Pubertät und Postpubertät, mit 2 Risikomaxima bei 14 und 18 Jahren (Halmi et al. 1979). Die Bandbreite von 12–25 Jahren deckt die große Mehrheit aller Fälle ab. Je früher nach Beginn der Pubertät die Erkrankung eintritt, desto besser ist die Prognose unter Behandlung, weil diese Fälle in der Regel früher überwiesen werden als solche, bei denen die Erkrankung erst später in der Adoleszenz auftritt (Crisp 1980). Sicherlich ist hierbei die Aufmerksamkeit von Angehörigen, Lehrern, Ausbildern etc. ein wichtiger Faktor, da diesen Personen in der frühen Adoleszenz der Betroffenen noch ein größeres Maß an Verantwortung übertragen ist.

Das Krankheitsbild kann im Verlauf unterschiedliche Ausprägungen annehmen. Es reicht von mitigierten und periodischen Formen über „milde Fälle" (Nylander 1971) mit geringer symptomatischer Ausprägung oder lediglich mit einem Teilspektrum der Symptomatik zu lebensbedrohlichen Zuständen. Bei klinisch voll entwickelten Bildern ist die Prognose schlecht, wenn die Erkrankung unbehandelt bleibt (Spontanverlauf). Nach Crisp (1980) beträgt die Gesamtmortalität (unbehandelt und erfolglos behandelt) ca. 5 % – entweder als Ergebnis der extremen Unterernährung oder infolge Suizid. Spontanremission kommt vor. Erhebliche psychosoziale Probleme bleiben häufig trotz Stabilisierung des Gewichts bestehen. Es scheint so, daß man umso mehr Störungen bei der Nachuntersuchung entdeckt, je genauer man hinschaut (Cremerius 1965). An anderer Stelle (Cremerius 1978) schildert der Autor seinen Eindruck so: Ein Drittel der Fälle bleibt anorektisch und zeigt einen chronischen Verlauf, ein Drittel wird psychisch schwer krank bzw. psychotisch nach Verlust der Anorexia-nervosa-Symptomatik, der Rest zeigt Symptomwandel und Besserung.

Nach Crisp (1980) können ungefähr 40 % der schweren Fälle damit rechnen, daß sie sich innerhalb von 6 Jahren in ihrem Zustand erheblich verbessern oder erholen können. Behandlung würde allerdings eine schnellere und umfassendere Erholung unterstützen und den Kreis der Fälle mit positivem Verlauf auf ca. 70–80 % erweitern. Was mit den übrigen 20–30 % geschieht, ist für den Autor geheimnisumwoben wie ein „Elefantenfriedhof". Es könnte sein, daß sich einige Fälle zur Zeit der Menopause wieder erholen; andere würden chronisch krank bleiben (zur Mortalität s. oben) und als isolierte und exzentrische alte Damen überleben. Die seit 50 Jahren laufende epidemiologische Studie von Theander (1970, 1984) scheint diese Ansicht im wesentlichen zu bestätigen.

Die als erheblich verbessert einzuschätzenden 70–80 % sind jedoch auch nach erfolgreicher Therapie nicht in allen Fällen vollkommen symptomfrei. In ca. 70 % der Fälle hat die menstruelle Aktivität in unterschiedlicher Ausprägung wieder eingesetzt – die meisten haben regelmäßige Perioden. Mehr als 60 % haben ein stabiles Körpergewicht, und weitere 20 % sind auf dem Wege dazu. Sorgen um die Figur bestehen oft weiter. Allerdings in geringerem Maß als zuvor und nicht wesentlich verschieden von Frauen, die nie anorektisch gewesen waren. Wiederum 60–70 % der Frauen haben eine der Normalpopulation vergleichbare sexuelle Erfüllung gefunden (Crisp 1980).

In einer vergleichenden Übersicht über alle relevanten Untersuchungen mit Verlaufs- und Behandlungsergebnissen kommen Garfinkel u. Garner (1982) zu folgenden Resultaten:

1) 13 Untersuchungen (unter Ausschluß vornehmlich pädiatrischer Altersgruppen) mit relativ langen Katamnesezeiträumen kommen zu dem Ergebnis, daß 40 % der Patientinnen als vollkommen wiederhergestellt gelten können. Daneben werden 30 % als erheblich verbessert eingeschätzt. In 20 % der Fälle hat sich keine Verbesserung ergeben, und 9 % sind an den Folgen der Erkrankung gestorben.

2) Nach der Auswertung von 7 Studien mit jüngeren Patientinnen konnten 76 % als vollkommen wiederhergestellt eingeschätzt werden. Weitere 13 % waren erheblich verbessert. Keine Veränderung ergab sich in 9 % der Fälle. In 2 % starben die Opfer an den Folgen der Krankheit.

Nähere Angaben zu den durchgeführten Behandlungen fehlen leider, so daß ein Vergleich erschwert wird. Bis auf eine Studie (Minuchin et al. 1978), die überwiegend ambulant-familientherapeutisch behandelte Patienten untersuchte, setzen sich die untersuchten Patientengruppen der anderen Studien fast ausschließlich aus stationär behandelten Patienten zusammen. In einigen Fällen waren diese zwar ambulant weiterbetreut worden, doch fehlen hierzu nähere Angaben, die eine differentielle Beurteilung der stationären und ambulanten Phasen möglich machen würde.

In Widerspiegelung der Breite der zuvor abgehandelten ätiologischen Konzepte und der unterschiedlichen Gewichtungen in der Diagnostik der Erkrankung sind die therapeutischen Ansätze entsprechend vielfältig.

Rein körperlich orientierte Behandlungen wie Sondenernährung (Frahm 1973), Infusionsbehandlung (Maloney u. Farrell 1980), ebenso Psychopharmakabehandlung sind bei vitaler Indikation und extrem kachektischen Patienten erforderlich. Diese Behandlungen sollten jedoch nur vorübergehend und zur Abwendung des unmittelbar lebensbedrohlichen Zustands angewendet werden. Bei Sondenernährung und Infusionsbehandlung versteht sich dies von selbst. Pharmakotherapie mit Neuroleptika wird jedoch häufig für längere Zeit während der stationären Behandlung fortgesetzt. Ein wichtiger Grund hierfür ist in dem häufig schwierigen Management der Patientinnen zu sehen. Vandereycken u. Pierloot (1983) erwägen die Möglichkeit, daß entsprechende Medikation anxiolytisch hinsichtlich der „Gewichtsphobie" wirken und deshalb die Gewichtszunahme erleichtern könnte. Halmi et al. (1975) forderten bereits früher eine stringente Überprüfung der Wirksamkeit medikamentöser Behandlung. Munford et al. (1984) folgend, kann angenommen werden, daß selbst während stationärer Gewichtsrestauration der Pharmakotherapie keine eigenständige und längerfristige therapeutische Qualität zuzumessen ist.

Verfahren wie die präfrontale Lobotomie (Carmody u. Vibber 1952) und die Elektrokrampfbehandlung (Bernstein 1954, 1972) haben in erster Linie historische Bedeutung.

Die Betreuung durch Diätassistenten und Ernährungsberater im Vorfeld institutioneller Behandlung - besonders in den USA -, zufolge den Anzeigenspalten in einschlägigen Zeitschriften aber auch bei uns in zunehmendem Maße - sollte jedoch besser im Kontext anderer therapeutischer Bemühungen stehen, um einseitiges Vorgehen auf der Grundlage zu enger Konzepte zum Schaden der Betroffenen zu vermeiden.

Das Schwergewicht bei der Behandlung liegt jedoch eindeutig bei der Psychotherapie des abnormen Eßverhaltens und der grundlegenden neurotischen Konflikte. Die häufigste Form der Betreuung während und nach der stationären Behandlung liegt vermutlich bei den „stützenden Gesprächen" nicht näher ausgewiesener theoretischer Orientierung. Verhaltenstherapeutische Methoden, zunächst fast ausschließlich in der Form operanter Programme zur Unterstützung der Gewichtsrestaurierung, finden anscheinend universelleren Einsatz auch in der ambulanten Weiterbehandlung (vgl. 1.5 sowie Garfinkel u. Garner 1982). Ebenfalls weitverbreitet, während der ambulanten Weiterbehandlung vorrangig, sind tiefenpsychologisch-psychodynamische Methoden - trotz zahlreicher Hinweise, daß diese Behandlung nicht sonderlich effektiv sei (Blinder et al. 1970; Bruch 1973; Dally 1969; Dare 1982; Garner u. Bemis 1982; Moldofsky u. Garfinkel 1974; Ross 1977; Selvini-Palazzoli 1978; Thoma 1967).

Während der letzten Dekade ist die Familientherapie als wichtige Innovation in die Behandlung der Anorexia nervosa eingeführt worden. Von einigen Autoren wird sie als Ergänzung anderer Programme empfohlen (Bruch 1973; Crisp 1980). Andere sehen in ihr eine geeignete Methode der ausschließlichen Behandlung (Dare 1982; 1984; Minuchin et al. 1978; Selvini Palazzoli 1982). Weitere Autoren, selbst keine Familientherapeuten, halten diese Form für die „Methode der Wahl" bei jüngeren, noch zu Hause lebenden Patientinnen (Garfinkel u. Garner 1982), weil sie Hospitalisierung zu vermeiden hilft (Vandereycken u. Pierloot 1983).

Diese zunehmende Anerkennung, die Familientherapie in diesem Bereich findet, ist bisher jedoch nicht in gleichem Maße durch entsprechende Verlaufsuntersuchungen bestätigt worden. Lediglich die Arbeit der Gruppe an der Philadelphia Child Guidance Clinic unter Minuchin (Minuchin et al. 1978) liegt vor. Die in dieser Untersuchung berichteten Ergebnisse sind so hervorragend, daß spekuliert werden kann, ob sich andere Autoren nicht dadurch von der Veröffentlichung ihrer Ergebnisse haben abhalten lassen. Minuchin et al. (1978) berichten Erfolgsquoten von 86 % in einer familientherapeutisch behandelten Patientengruppe (n = 53). Erfolgskriterien waren neben Verbesserungen der anorektischen Symptomatik auch die psychosoziale Anpassung der Patientinnen in ihrer Umwelt. Keine andere Therapieform hat bisher solch überragende Erfolge für sich in Anspruch nehmen können. Diese Ergebnisse sind jedoch nicht unangezweifelt geblieben (Steinhausen 1981).

Versuche, unterschiedliche Therapiemodelle hinsichtlich ihrer Effektivität miteinander zu vergleichen, sind von mehreren Autoren unternommen worden (Garfinkel u. Garner 1982; Kellermann 1977; Steinhausen 1983). Methodologische Unzulänglichkeiten, fehlende Angaben und die Folgen theoretisch unterschiedlicher Prämissen scheinen eine verläßliche Gegenüberstellung unmöglich zu machen. So scheint in der Literatur der ausgewerteten Jahrgänge kein einheitlicher Konsens über diagnostische und Behandlungsergebniskriterien bestanden zu haben. Zahlreiche Untersuchungen haben unterschiedliche therapeutische Methoden gleichzeitig oder aufeinander folgend angewendet, ohne diesen Umstand durch Mehrpunktmessung der wesentlichen Veränderungsparameter zu verfolgen. Die Nachuntersuchungsergebnisse lassen dementsprechend keine differentielle Einschätzung des Wertes bestimmter Therapiekomponenten zu. Dies gilt z. B. für fast alle Studien, in denen initial stationär behandelte Patienten nach längerer Zeit nachuntersucht worden sind. In anderen Untersuchungen werden weitreichende Urteile über die Effektivität oder Nichteffektivität von Behandlungsmodalitäten abgegeben, ohne daß nähere Angaben zu der Patientenpopulation oder über die Art der Behandlung gemacht werden (über die Bezeichnung „Anorexie" oder „somatische" oder „psychotherapeutische" Behandlung hinausgehend). Auf diese Situation ist eine zeitlose Analogie von Maslow (1966) anwendbar: „If the only tool you have is a hammer (you tend) to treat everything as if it were a nail" (S. 15 f.).

Es ist somit nicht verwunderlich, daß so unterschiedliche Therapieerfolgsquoten genannt werden, daß eine Bandbreite von 10–86 % entstehen kann. Bei den meisten Studien liegt die Erfolgsrate zwischen 30 und 50 %. Auf Grundlage ihrer „Follow-up"-Ergebnisse kommen zahlreiche Autoren zu der Einschätzung, daß es weder besonders effektive Formen der Anorexiebehandlung auf Grundlage unterschiedlicher theoretischer oder praktischer Orientierung, noch besonders effektive kombinierte Programme gäbe (Kay 1953; Frazier 1965; Browning u. Miller 1968; Theander 1970; Morgan u. Russell 1975; Garfinkel et al. 1977; Cremerius 1978; Steinhausen u. Glanville 1983b). Andere Autoren waren der Ansicht, daß ihre Behandlungen spezifisch erfolgreich waren (Frahm 1965; Dally u. Sargant 1966; Rosman et al. 1976; Bhanji u. Thompson 1974; Pierloot et al. 1982) – die einzelnen Verfahren sind dabei höchst unterschiedlich (somatische Behandlung, Verhaltenstherapie, Familientherapie und kombinierte Programme).

In einem Versuch, die therapeutisch beeinflußbaren Dysfunktionen des Klientels abstrakt genug zu beschreiben, so daß ein für unterschiedliche Methoden akzeptierbarer Veränderungsfokus als „kleinster gemeinsamer Nenner" gefunden werden kann, schlagen Garfinkel u. Garner (1982) folgende Einteilung vor: (1) beeinträchtigtes Selbstbild der Patientinnen, besonders in den Bereichen Handlungsfähigkeit und Selbstvertrauen; (2) ein verwirrtes Identitätsgefühl mit der Unfähigkeit, sich von der Familie zu lösen und unabhängig zu werden; (3) Furcht vor psychosexueller und sozialer Reife und Verantwortung.

Folgende, diesen Abschnitt beschließende Anregung aus einer Arbeit von Lucas et al. (1976) erscheint bemerkenswert – besonders, weil sie in seltener Ausnahme die Bedeutung der Beziehung zwischen Behandelten und Behandlern anspricht: „Wir glauben, daß die Behandlung der Anorexia nervosa nach einem menschlichen Ansatz verlangt, bei dem die Patientin als individuelle Persönlichkeit akzeptiert wird. Die Behandlung sollte die optimistische Haltung zum Ausdruck bringen, daß die Patientin wünscht, daß es ihr besser gehe. Die Behandlungssituation wird den seelischen und körperlichen Bedürfnissen der Patientin gerecht, wenn sich der Therapeut mit ihren gesunden Widerständen und ihrem Verlangen nach erfolgreichem Wachstum und Autonomie verbünden kann« (S. 1037).

2 Ergebnisse einer Nachuntersuchung von Behandlungen

2.1 Theoretische und methodische Einführung

Einem der Pioniere entsprechender Konzeptualisierungen und Behandlungstechniken folgend (Haley 1963), kann Familientherapie als eine neue Methode der Betrachtung und Beeinflussung menschlich-seelischer Probleme verstanden werden. Einige der wichtigsten Parameter dieser familientherapeutischen und -systemischen Betrachtungsweise können in Anlehnung an Guntern (1980) näher bestimmt werden:

- Die Entwicklung psychischer Störungen ist als Funktion eines komplexen transaktionellen Feldes zu verstehen.
- In diesem transaktionellen Feld interagieren zumindest die folgenden Faktoren miteinander: Genetik (Konstitution); Disposition (individuelle Reaktionstendenzen); verbale und analoge Kommunikationsmuster; andere vorläufige Ergebnisse aus Lernprozessen zwischen Organismus und Umwelt; soziale Umstände und symptomatisches Verhalten. Eine Zurückführung seelischer Erkrankungen auf nur-biologische oder nur-soziale Ursachen wäre dementsprechend eine reduktionistische Vereinfachung.
- Da eine Identifikation und eine gezielte Beeinflussung der möglicherweise mitbeeinflussenden Genfaktoren bei seelischen Störungen zumindest gegenwärtig nicht möglich ist und der therapeutischen Beeinflussung globalerer sozialer und ökologischer Zusammenhänge enge Grenzen gesetzt sind, wird das wesentliche Beziehungssystem des Störungsträgers (in der Regel ein Paar, die Familie) zum Gegenstand therapeutischer Änderungsbemühungen.
- Die Familie wird unter dem Gesichtspunkt ihrer Organisation als ein sich selbst regulierendes Personensystem verstanden, das zielorientiert ist und sich in beständigem Austausch mit seiner Umwelt befindet. Äußere Veränderungen und interne Entwicklungen (z. B. Zeitperspektive des Alterns von Familienmitgliedern) machen eine beständige dynamische Adaptation der organisatorischen Einheit nötig, damit sie diese Veränderungen für sich nutzen und ihrer biosozialisatorischen Aufgabe in aktivem Zugriff auf die äußere Welt erfolgreich nachkommen kann (Assimilation). Man kann postulieren, daß sich ein im Sinne dieser Aufgabe funktionaler Ausgleich zwischen den Prozessen der internen Anpassung und der äußeren und inneren Veränderung zu bestimmten Zeiten als flexibles Gleichgewicht darstellt (homöostatische Regulierung). Die Zahl und die Bestimmungen der aktiven Teilhaber (Subsysteme) an diesem selbstregulatorischen Prozeß ändern sich im Verlauf des Lebenszyklus der Familie. Subsysteme sind z. B. die Geschwistergruppe, die Erwach-

senen in ihren Funktionen als Eltern oder Paar, die Kernfamilie in Abgrenzung zur erweiterten- oder Ursprungsfamilie usw. Diese Subsysteme sind durch Grenzen („boundaries") definiert, die festlegen, wer an den Transaktionen der jeweiligen Gruppe teilnehmen kann und wer nicht. Dysfunktionale Grenzen (rigide oder zu durchlässige) können pathologisches Verhalten fördern oder sind das Ergebnis davon.

- In den verschiedenen Stadien des Lebensprozesses oder Lebenszyklus einer Familie kommt es zu gesetzmäßigen Krisen (Paarbildung, Erweiterung der Familie durch Geburt, Eintritt in die Adoleszenz, Trennung, Tod), die eine dynamische Neuorganisierung des Beziehungsgefüges erforderlich machen. Wo diese Anpassung nicht gelingt, kann sich pathologisches Verhalten einstellen.
- Der „Patient" weist durch sein Symptomverhalten auf eine Störung im zuvor beschriebenen Regelmechanismus hin. Er ist nicht nur belastetes Opfer der Verhältnisse, sondern aktiver Mitspieler, der zwar aufgrund einer näher zu bestimmenden Disposition (s. S. 27) in seine Rolle gewählt wird, unter der er leidet, die ihm aber auch Macht und Privilegien schafft und ihn an seiner Rolle oft bereitwillig festhalten läßt. Der Patient trägt so zur Aufrechterhaltung des gestörten Systems bei.
- Um den Familienmitgliedern aus ihren selbst auferlegten Fixierungen in dysfunktionalen Verhaltensmustern zu helfen und um ihnen Gesundung und persönliches Wachstum zu ermöglichen, muß die Familie als Ganze behandelt werden. Die (symptomatische) Behandlung des Symptomträgers allein würde die Familie lediglich des ihr eigenen Ausdrucksmittels ihrer Konflikte berauben und zu keiner langfristigen Verbesserung im Zustand des Patienten führen. Andere Familienmitglieder könnten an seiner oder ihrer statt erkranken.
- Das Ziel der systemischen Behandlung besteht nicht vorrangig in der Veränderung der Persönlichkeitsstrukturen der Beteiligten. Es geht vielmehr darum, durch die Veränderung des Beziehungsgefüges, d. h. der gegenseitigen Verhaltensweisen, Kommunikationsmuster, Regeln, Grenzen etc. strukturelle Veränderungen herbeizuführen, die einen neuen Kontext für individuelles Lernen und gesunde Entwicklung schaffen.
- Erlebnisse aus der individuellen und gemeinsamen Lebensgeschichte der zusammen behandelten Gruppe bzw. Familie werden in die konzeptionellen Überlegungen zu Beginn und während der Therapie integriert. Die wichtigste Informationsbasis für therapeutische Maßnahmen sind jedoch die Interaktionen der Familienmitglieder im Hier und Jetzt. Die Vergangenheit ist in der Gegenwart aufgehoben. Durch Miteinander-in-Beziehung-Setzen der Teilnehmer kann die in Hinblick auf den angestrebten therapeutischen Wandel relevante Information beobachtbar gemacht werden.
- In der Familientherapie ist die Diagnose der Störung kein der Behandlung vorgeschalteter, unabhängiger Prozeß. Sie ist immer eine Diagnose des gesamten therapeutischen Systems, d. h. sie schließt die Präsenz des Therapeuten, seine Beziehungsvariablen, seine Interventionen, die organisatorischen und materiellen Voraussetzungen der Behandlungsaufnahme mit ein und ist relativ für den spezifischen gegebenen Kontext. Dementsprechend erfolgen

die Untersuchung des Problems und therapeutische Interventionen gleichzeitig. Nach Haley (1975) stellt die Diagnose der Störung die Antwort der Familie auf vom Therapeuten vorgeschlagene Änderungen dar.

Offensichtlich ist dieses komplexe theoretische und klinische Modell einer einfachen empirischen Prüfung und Übersetzung in zu diesem Zweck geeignete Meßkonzepte nicht sehr zugänglich. Im Interesse einer weiteren Verbreitung von Familientherapie und in Vertretung des Anliegens der Behandelten ist es jedoch unbedingt nötig, daß die klinische Erfahrung der hohen Wirksamkeit von Familientherapie und ihrer Effizienz unter einem Kosten-Nutzen-Gesichtspunkt empirische Bestätigung finden. Außerdem bedarf das Paradigma der systemischen Interdependenz von Symptom und Beziehungsdynamik weiterer grundsätzlicher Bestätigung auf empirischer Ebene. Vor allem scheinen methodische Schwierigkeiten dafür verantwortlich zu sein, daß heute, nachdem Familientherapie als Behandlungsform längst den Kinderschuhen entwachsen ist, die Erforschung ihrer Grundlagen der praktischen Weiterentwicklung noch immer hinterherhinkt. In einem aktuellen Übersichtsartikel haben Russell et al. (1983) neuere empirische Untersuchungen zur Wirksamkeit von Familientherapie mit Blick auf den theoretisch äußerst wichtigen Zusammenhang von Symptomverhalten, Beurteilung der Familiendynamik und Behandlungserfolg diskutiert. In ihrer Zusammenfassung kommen die Autoren zu dem Schluß, daß es nur wenigen Forschungsgruppen gelungen ist, über den traditionellen Fokus der Untersuchung des Symptomverhaltens im Sinne eines Prä-post-Vergleichs hinauszugelangen und den erhofften Zusammenhang empirisch abzubilden. Diese Einschränkung machen die Autoren auch für eine im Zusammenhang mit der vorliegenden Arbeit bedeutungsvollen Untersuchung von Minuchin et al. (1978), einem der beeindruckendsten Beispiele für die Wirksamkeit von Familientherapie. Dieser Untersuchung zufolge hat die Anwendung struktureller Therapie auf 53 Familien mit einem jugendlichen anorektischen Mitglied in 86 % der Fälle zu einer weitgehenden Erholung von dem Zustand geführt. Die Untersuchung der Veränderungen des Familiensystems in der Folge der Behandlung war im Design der Studie nicht enthalten. Russell et al. (1983) bedauern dies insbesondere, weil die Familiendynamik vor Beginn der Behandlung dem Konzept von Minuchin nach in so überaus klarer theoretischer Beziehung zur Symptomatik steht (vgl. auch S. 13f in der vorliegenden Arbeit).

Ähnlich wie Russell et al. (1983) fordern auch Gurman u. Kniskern (1978) ein „Multidimensional assessment of change". Demnach müssen therapeutische Veränderungen auf wenigstens 3 Subsystemebenen gemessen werden: beim individuellen Patienten, in der Paarbeziehung der Erwachsenen und an der Familie als gesamter. Den Autoren zufolge repräsentieren diese Gruppierungen die wesentliche behandlungsrelevante Struktur und Organisation des Familiensystems. Es kann hinzugefügt werden, daß die Evaluierung auf diesen 3 Ebenen auch deshalb besonders wichtig ist, weil Verbesserungen in einem Teil der Familie theoretisch mit Verschlechterungen oder der Zunahme von Pathologie in einem anderen Subsystem zusammenhängen können. In einer nichtfamilientherapeutischen Untersuchung von Crisp et al. (1974) konnte eine solche Dynamik in den Familien anorektischer Patientinnen nachgewiesen werden.

Wenn es möglich sein sollte, die mit spezifischen Störungen zusammenhängenden Beziehungsdynamiken zu identifizieren, könnte diese Information zur Planung präziserer und ökonomischerer Behandlungstechniken benutzt werden.

Während Veränderungsmessungen beim individuellen Patienten sowohl auf der Ebene des Symptomverlaufs als auch mit Blick auf andere Parameter noch relativ unproblematisch sind (die Schwierigkeiten liegen hier unter therapeutisch-strategischem Gesichtspunkt eher in der Gefahr von Symptomfestschreibungen beim identifizierten Patienten durch individualisierte Datenerhebung) und für die Untersuchung der Paarbeziehung zumindest einige mehr oder weniger geeignete Instrumente zur Verfügung zu stehen scheinen, stellt sich die Evaluation der systematischen Veränderungen in der Gesamtfamilie als ausgesprochen schwierig dar. In diesem Zusammenhang gelegentlich verwendete „objektive" Variablen wie Augenkontakt, Körperhaltung, Pausenlänge in der Unterhaltung, die Frequenz des Gebrauchs persönlicher Fürworte etc. haben zwar alle den Vorteil leichter Meßbarkeit, klarer Definition, verläßlicher Bestimmbarkeit usw., was ihnen aber fehlt, ist jede plausible oder gar bestätigte Validität als Maß für den Zustand oder des zum Ausdruck gebrachten (Wohl-) Gefühls einer Familie.

Forman u. Hagan (1983) haben in einem Übersichtsartikel 6 bisher beschriebene standardisierte Methoden zur Beurteilung von Familienfunktion („total family functioning") miteinander verglichen und bewertet. In ihrer Zusammenfassung kommen die Autoren zu dem Schluß, daß die Instrumente sich auf ein systemtheoretisches Paradigma zu bewegen, aber hinter der theoretischen Entwicklung weit zurück sind. Zwei der 6 Methoden beziehen Kinder nicht in die Untersuchung ein. Andere Möglichkeiten setzen ein aufwendiges Beobachtertraining voraus, bestehen aus zu vielen Items in den Fragebögen (4 der Instrumente enthalten zwischen 80 und 136 Items), basieren auf ungesicherten theoretischen Konstrukten oder lassen dem oder den Beobachtern einen zu weiten Ermessensspielraum bei der Kodierung der Antworten. Obwohl die Mehrzahl der Instrumente in entsprechend strukturierten Forschungssettings sicherlich sinnvoll angewendet werden kann, stellt sich die Frage, ob sie selbst unter der Voraussetzung ihrer Verfügbarkeit zu Beginn der hier untersuchten Serie von Behandlungsfällen (1975) vertretbar Anwendung hätten finden können. Ihr aufwendiges Format, das in mehreren Fällen 1–2 Sitzungen mit einem sinnvollerweise therapeutisch qualifizierten Untersucher am Beginn einer unter der dramatischen anorektischen Symptomatik stehenden Behandlung nötig macht, legt ihrer Anwendung auch unter dem Gesichtspunkt der Beziehungsentwicklung mit Repräsentanten des therapeutischen Kontextes gewisse Beschränkungen auf.

Eine interessante Alternative zu den oben beschriebenen Instrumenten könnte sich für zukünftige Untersuchungen aus dem Vorschlag von Russell et al. (1983) ergeben. Die Autoren schlagen eine Kombination von „Baseline"-Daten (bei Anorexie möglicherweise das Gewicht) mit Selbstaussagen der Familienmitglieder über ihre subjektive Zufriedenheit am Anfang und nach Beendigung der Behandlung vor. Während der Dauer der Behandlung können zu bestimmten Zeiten von der Symptomatik funktional abhängige Verhaltensweisen inner- oder außerhalb der Sitzungen registriert werden. Die Identifizierung der für eine gegebene Familie sinnvoll zu registrierenden funktionalen Verhaltensvariablen ist nach Ansicht der Autoren in der Regel während der frühen Behandlungsphase möglich, wenn auch nicht von Anfang an.

Dem Sinne nach scheint der Vorschlag dem Modell einer einzelfallstatistischen Untersuchung (Hersen u. Barlow 1976), die im Rahmen einer Gruppenuntersuchung entsprechend repliziert werden könnte, zu folgen.

Mehrere Autoren haben in Übersichtsartikeln den jeweiligen Fundus an empirischen Untersuchungen aus der Familientherapie einer kritischen Evaluation unterzogen. So zunächst Wells et al. (1972), dann Wells u. Dezen (1978a) für den Zeitraum von 1971–76 und Lask (1979) bis 1978. In allen Übersichten erfolgte der Vergleich auf Grundlage der in der frühesten Studie empfohlenen Untersuchungskriterien:

- Die Behandlung sollte klar definiert werden und überwiegend in der gemeinsamen Therapie aller Familienangehörigen bestehen.
- Die Familien sollten randomisiert auf eine experimentelle und eine Kontrollgruppe verteilt werden.
- Die beiden Gruppen sollten auf allen wichtigen Variablen parallelisiert werden.
- Alle Meßinstrumente sollen klar definiert werden.
- Der Zeitraum der Nachuntersuchung muß angemessen sein (mindestens 6 Monate).

Das erste Kriterium bezieht sich auf die Definition der unabhängigen Variable, die Kriterien 2 und 3 auf das Untersuchungsdesign, die Kriterien 4 und 5 auf das Meßkonzept. Von 18 Untersuchungen, die Wells et al. (1972) in ihre Übersicht aufgenommen hatten, wurden lediglich 2 als im Sinne dieser Kriterien adäquat beurteilt. Das Verhältnis hat sich bei den späteren Übersichten zwar verbessert, aber nicht entscheidend gewandelt. Auch im Licht dieser Situation, ansonsten aber von eher grundsätzlichen Erwägungen geleitet, haben Gurman u. Kniskern (1978) und Frude (1980) diese als „klassisch" zu beschreibenden Kriterien hinterfragt.

So nimmt Frude die Position ein, daß es unmöglich sei, genau zu beschreiben, was in einer Behandlungssitzung exakt geschieht. Die Begründung einer therapeutischen Absicht oder das Behandlungskonzept erklären nicht, was passiert. Auch am gleichen Modell orientierte Mitglieder eines therapeutischen Teams arbeiten nicht wirklich homogen (und in vermutlich allen, so auch in dieser Untersuchung, werden die Familien durch unterschiedliche Therapeuten behandelt), sondern unterscheiden sich erheblich hinsichtlich ihrer „relationship skills".

Auch Gurman u. Kniskern (1978) betonen, daß selbst technisch scheinbar besser definierbare Interventionen (Unterweisung in Kommunikationstechniken, „family tasks" und Änderungen in der Sitzanordnung) ihren Einfluß nicht unabhängig von der Person des Therapeuten geltend machen oder nicht geltend machen. Die Überbetonung technischer Definitionen auf Kosten solcher Beziehungsvariablen bei der Kontrolle der unabhängigen Variable bezeichnen sie in ihrer Kritik an Wells u. Dezen (1978a) als „technolatry" (Technisiererei).

Frude (1980) diskutiert in diesem Zusammenhang die Einflüsse „unspezifischer Variablen" in der Therapie und kommt zu dem Schluß, daß die für den Augenblick gangbarste Lösung darin bestehe, zu beschreiben, was man glaubt, daß es in der Therapie geschehe.

Die Zufallsverteilung von Klienten auf eine Experimental- und eine Kontrollgruppe bezeichnet Frude als unter den Bedingungen des klinischen Alltags unmöglich und die dementsprechende Forderung als „unfair" sowohl für die Klienten als auch für den Forscher. Die (wenn auch nur vorläufige) Verweigerung von Behandlung sei ethisch und in Hinblick auf die Zusammenarbeit mit überweisenden Instanzen bedenklich. Auch würde die auf eine Warteliste gesetzte „Kontrollgruppe" keinen wirklichen Vergleich ermöglichen, da ein erheblicher Teil der Klienten sich Hilfe bei anderen professionellen oder unspezifischen Behandlern (Bekannte, Priester etc.) holen würde. Erwartungen an die Therapie, auch Plazeboeffekte, würden zu einer zusätzlichen Differenzierung der Voraussetzungen für einen Vergleich führen. Auch die Parallelisierung der Gruppen auf den wichtigsten Variablen sei praktisch unmöglich. Wir würden lediglich wissen, daß die Therapie von zahlreichen Variablen beeinflußt wird, aber seien weit davon entfernt, sie alle benennen, geschweige denn messen zu können – die Voraussetzung dafür, ein „match" zustande bringen zu können. Über die Beurteilung der Wichtigkeit solcher Variablen wie demographische Angaben, Typ der Paarbeziehung, Familienkomposition, Symptome und Diagnose etc. scheint wenig Einmütigkeit zu bestehen. Darüber hinaus bedeuten diese Gesichtspunkte für die jeweils konkrete Familie möglicherweise etwas ganz Verschiedenes. Die Gefahr ist groß, daß im Bemühen um Parallelisierung tatsächlich eher ein „mismatch" auf einigen Variablen (wobei man natürlich nicht wüßte, auf welchen) eingeführt würde (Frude 1980).

Hinsichtlich der Definition der abhängigen Variable kritisieren sowohl Frude als auch Gurman u. Kniskern (1978) die unverhältnismäßige Präferenz für „harte" oder „objektive" Daten. Häufig würden Patienten- oder Therapeuteneinschätzungen mit dem Hinweis auf ein Bias oder mit dem Argument zurückgewiesen werden, daß eine so ausgedrückte Veränderung keine „wirkliche" Veränderung sei, die ihrerseits nur aus objektiven Zeichen abgelesen werden könnte. Kaplan (1964) hat mit Blick auf das hohe Selbstbewußtsein mancher Psychologen hinsichtlich der Objektivität ihrer Verfahren vom „Dogma der unbefleckten Wahrnehmung" gesprochen. Die Frage, welche Daten als wichtig erachtet werden, muß darüber hinaus in Relation zum methodischen Standort des Untersuchers diskutiert werden. So meint auch Garfield (1977), daß manche „Variablen von möglicher Wichtigkeit u. U. nicht einmal erwähnt werden, wenn sie nicht einen Stellenwert im Konzept des Therapeuten haben. Therapeuten sehen nur, was sie im Sinne ihrer Orientierung zu finden hoffen". Für Gurman u. Kniskern (1978) sind objektive Maße „nicht von vornherein besser als Maße, die auf den subjektiven Einschätzungen von Patienten oder Therapeuten beruhen".

Es gibt sicherlich gute und schlechte objektive Maße (vgl. S. 30), und häufig ist ein subjektives Maß wahrscheinlich einem weniger bedeutungsvollen, aber objektiven vorzuziehen. Es soll hier nicht der Eindruck erweckt werden, daß subjektive Daten generell als wertvoller zu betrachten sind. Das Argument ist vielmehr, daß möglichst eine Kombination anzustreben ist. Selbst wenn wir guten Grund haben, zu glauben, daß therapeutische Veränderungen eingetreten sind, können wir nicht vorbehaltlos die Gründe akzeptieren, die von Klienten dafür angeführt werden. Weder im Kontext klinischer Interviews noch bei den Antworten auf vom Untersucher strukturierten Fragebögen. Dies gilt auch für die in der vorliegenden Untersuchung benutzten Instrumente. Es ist nämlich möglich, daß unter der Voraussetzung, daß die Behandlung überhaupt zu Veränderungen geführt hat, diese positiv überinterpretiert und von Patienten wie Therapeuten ausschließlich der Therapie gutgeschrieben werden. Woodward et al. (1978) weisen darauf hin, daß Patienten es schwierig finden können, selbst objektiv nachweisbare Veränderungen anzuerkennen. Manche verdeckten oder paradoxen Techniken führen zwar zu von der Familie registrierten Veränderungen, werden aber nicht in Zusammenhang mit der Behandlung gesehen (Frude u. Dowling 1980). In einem Übersichtsartikel zu verhaltenstherapeutischen Elterntrainings diskutieren Atkeson u. Forehand (1978) einige Untersuchungen, bei denen Fremdbeobachtungen der Kinder durch Experten in Konflikt mit Elternbeobachtungen standen. In allen Fällen wollten die Eltern deutlichere Verhaltensänderungen an ihren Kindern registriert haben. Hier wie in anderen Fällen mögen Erwartungen an die Therapie, Hoffnungen, veränderte Motivationen und Umstände in anderen als den untersuchten Bereichen (oder Subsystemen) eine Rolle gespielt haben.

Der 5. und letzten Anforderung der Autoren der obengenannten Übersichtsartikel an ein angemessenes Untersuchungsdesign, dem Argument für einen adäquaten Follow-up-Zeitraum (6 Monate), kann uneingeschränkt zugestimmt werden.

Die vorliegende Untersuchung ist ihrem Typ nach eine unkontrollierte Einzelgruppenuntersuchung. Die Frage, die sie zu beantworten sucht, lautet: „Ist die ambulante familientherapeutische Behandlung anorektischer Jugendlicher und ihrer Angehörigen durch Mitglieder eines therapeutischen Teams mit gemeinsamer Orientierung (s. Abschn. 2.3) bei einer definierten Gruppe von Patienten (s. Abschn. 2.2) erfolgreich gewesen?" Über die Beantwortung dieser Frage hinausgehende Schlußfolgerungen können allenfalls vorläufigen und hypothetischen Charakter haben. Die Organisierung der einzelnen Meßinstrumente in ein Profil der Veränderungsmessung orientiert sich an den Vorschlägen von Gurman u. Kniskern (1978) nach einem „multidimensional assessment of change", und an Frude (1980), der für das Format der Informationsauswahl zwischen „Indikatoren" und „Kriterien" für Veränderungen unterscheidet. Kriterien können als Bereiche der Veränderung verstanden werden, z. B. beim Symptom, der Zufriedenheit in der Paarbeziehung, der allgemeinen Funktionsfähigkeit der Familie etc. Indikatoren sind die Anzeiger von Veränderungen in den Bereichen – z. B. Patientenselbstauskünfte, objektive Erhebung von Daten über den Gewichtsverlauf, Elternaussagen etc. für das Kriterium „Veränderungen beim Symptom". Im folgenden eine Übersicht für die vorliegende Untersuchung:

Individueller Bereich

1) Kriterium „Symptomverbesserung"
   Indikatoren: – objektive Erhebung des Gewichts (durch Untersucher),
   – Stabilisierung von Regelblutungen (Selbstbericht),

- Eßverhalten (Selbst- und Elternbericht im Rahmen eines klinischen Interviews mit der Familie).

Die obigen Aspekte sind als Ergebnis der medizinischen Erhebung zu einem kombinierten Maß zusammengefaßt worden (s. Abschn. 2.4). Außerdem zum gleichen Kriterium:

- Effektivität der Behandlung hinsichtlich der Anorexia nervosa (Elterneinschätzung auf standardisiertem Fragebogen (Frude u. Dowling 1980; s. Abschn. 2.7)

2) *Kriterium „Einstellung zu Nahrung und Körperbewußtsein"*

Indikator: - Ratings auf dem Eating Attitudes Test (Garner u. Garfinkel 1979; s. Abschn. 2.5)

3) *Kriterium „Soziale Funktionsfähigkeit"*

Indikatoren: - Integration in der Familie (Selbst- und Elternbericht),
- Integration in Schule oder Beruf (Selbst- und Elternbericht),
- soziale Aktivitäten mit Gleichaltrigen (Selbst- und Elternbericht).

Ähnlich wie bei der medizinischen Erhebung sind diese Aspekte als Ergebnis der klinisch-psychologischen Untersuchung zu einem kombinierten Maß zusammengefaßt worden (s. Abschn. 2.4). Die Erhebung erfolgte im Rahmen eines gemeinsamen Familieninterviews.

Bereich der Paarbeziehung der Eltern

1) *Kriterium „Zufriedenheit in der Paarbeziehung"*

Indikatoren: - Individuelle Ratings der Elternteile auf der Marital Happiness Scale (Azrin et al. 1973; s. Abschn. 2.5),
- Interpretation der „mittleren absoluten Differenzen" der MHS-Ratings beider Elternteile als Maß für die Veränderung der interpersonellen Distanz im Sinne einer Annäherung (s. dazu die Ausführungen über die Behandlungstechniken und die ihnen zugrunde liegenden systemischen Annahmen am Anfang dieses Abschnitts und in 2.3).

Bereich des Gesamtfamiliensystems

1) *Kriterium „Qualität des Familienlebens"*

Indikator: - Elterneinschätzung der therapeutischen Effektivität der Behandlung hinsichtlich der Entwicklung des Familienlebens auf standardisiertem Fragebogen (Frude u. Dowling 1980; s. Abschn. 2.7).

Bereich der Einflußvariablen des therapeutischen Systems

1) *Kriterium „Beziehung zum Therapeuten"*

Indikator: - Elternbeurteilung des Klimas der Sitzungen unter einem Selbsterlebensaspekt auf standardisiertem Fragebogen (Frude u. Dowling 1980; s. Abschn. 2.7).

Die Kriterien für *Veränderungen im individuellen Bereich* leiten sich direkt aus den Kardinalsymptomen (s. Abschn. 1.2) und dem psychopathologischen Bild der Erkrankung (s. Abschn. 1.3) ab. Die kombinierten Maße für die Kriterien „Symptomverbesserung" und „soziale Funktionsfähigkeit" folgen einem Vorschlag Minuchins (1978) und sind auch zum besseren Vergleich mit dieser Untersuchung ausgewählt worden. Allerdings wurde der Indikator „Stabilisierung von Regelblutungen" in die vorliegende Untersuchung zusätzlich eingeführt, weil es sich dabei um einen wesentlichen Aspekt des klinischen Bildes der Erkrankung handelt, der nicht vernachlässigt werden kann. Zur Ergänzung des Verständnisses über die Symptomentwicklung trägt auch der Indikator „Effektivität der Behandlung hinsichtlich der Anorexia nervosa" aus Elternsicht bei, die Übertragung einer Unterskala aus der Untersuchung von Frude u. Dowling (1980). Auch hier haben Überlegungen zu Vergleichsmöglichkeiten mit bereits vorliegenden Arbeiten zur Behandlungseinschätzung mitgespielt.

Der Eating Attitudes Test (EAT), zur Ermittlung von Veränderungen im Bereich der Einstellungen zu Nahrung und des Körperbewußtseins ist ein in zahlreichen Untersuchungen verwendetes, gut standardisiertes Instrument. Aufgrund seiner genauen Differenzierung zwischen Anorektikerinnen, Nicht-anorektikerinnen und Nicht-mehr-Anorektikerinnen erlaubt er auch eine unabhängige Aussage über den Verlauf der Erkrankung, da das Vorliegen von Standardwerten in gewissem Umfang den Nachteil der vorliegenden Untersuchung kompensiert, daß keine Werte für die Vorbehandlungsphase zur Verfügung stehen. In gleicher Weise relativieren sich für die individuellen Untersuchungskriterien auch die Einschränkungen hinsichtlich der Generalisierbarkeit, wie sie mit einem nichtkontrollierten Einzelgruppendesign üblicherweise verknüpft sind: Sowohl für die Rate der Spontanremission als auch für die Ergebnisse alternativer Behandlungsverfahren liegen ausreichende Angaben vor (s. dazu die ausführliche Abhandlung unter 1.7).

Für alle obengenannten Kriterien wurde angenommen, daß sich aufgrund der familientherapeutischen Behandlung eine deutliche positive Veränderung ergeben würde.

In der Einleitung zu diesem Abschnitt und unter 1.5.2, „familienpathologische Erklärungen" der Ätiologie der Anorexie, ist der Zusammenhang der individuellen Störung mit der psychopathologischen Dynamik in der Elterndyade theoretisch dargestellt worden; desgleichen unter 2.3 mit konkretem Bezug auf das klinische Modell, das der untersuchten Behandlung zugrunde liegt.

Die Marital Happiness Scale (MHS) von Azrin et al. (1973) wurde als geeignetes Instrument zur Ermittlung der *Veränderungen in der Paarbeziehung der Eltern* ausgewählt (s. Anhang). Das einfache Fragebogenformat und die Informationsgewinnung durch Elternselbsteinschätzung ließen den Verzicht auf ein aufwendiges Beobachtertraining zu und machten eine Erhebung im Rahmen eines Hausbesuchs erst möglich. Die Auswahl eines sich auf Selbsteinschätzung stützenden Instruments war auch deshalb naheliegend, weil dadurch retrospektive Angaben für die Vorbehandlungsphase erhoben werden konnten. Die 10 Bereiche partnerschaftlichen Zusammenlebens, für die das Instrument Veränderungen mißt, können als durchaus wichtig und repräsentativ gelten. Eine interessante Vergleichsmöglichkeit mit dem Ergebnis eines Gruppenpartnerschaftstrainings durch die Autoren der MHS ist außerdem gegeben.

Abbildung 1 drückt graphisch die Hypothese über Veränderungen in der Paarbeziehung aus, wie sie als Ergebnis der Behandlung auftreten sollten: die Verringerung interpersoneller Distanz zwischen den Erwachsenen. Dabei sind interpretatorisch zwei etwas unterschiedliche Gesichtspunkte zu berücksichtigen, je nachdem, ob sich die Anorexieerkrankte in der frühen oder in der späteren Adoleszenz befindet. Im ersten Fall müssen sich die Eltern auf dem Weg der Absprache und Ausführung von für ihre Tochter lebenserhaltenden Maßnahmen näher kommen und dafür als Voraussetzung und Ergebnis die Basis ihrer Beziehung verändern (Therapietechnik 3, Abschn. 2.3). Dieser Prozeß sollte allmählich zu einer Generalisierung auf andere Bereiche führen und sich in einer höheren Bewertung wichtiger Aspekte partnerschaftlicher Beziehung, so wie sie mit der MHS ermittelt werden können, ausdrücken.

Ähnliches gilt für Familien mit älteren Adoleszenten. Hier kann die therapeutische Strategie darin bestehen (Therapietechnik 4, s. Abschn. 2.3), die Eltern eine Perspektive entwickeln zu lassen, die ihnen Verbundenheit beim Eintritt in die Lebensphase der Nachelternschaft (Pincus u. Dare 1978) gestattet und die pathologische Verklammerung durch den oder die Symptomträgerin überflüssig macht (in der Regel repräsentieren die Behandlungstechniken 3 und 4 chronologisch aufeinanderfolgende Therapiephasen; bei älteren Adoleszenten ist die durch Technik 3 repräsentierte Phase oft kürzer, bzw. es wird direkt zu Technik 4 übergegangen).

Die anzustrebenden Veränderungen lassen sich klinisch und als Aufforderung an die Familie gerichtet in der Form ausdrücken, „daß die Eltern so aneinander rücken sollen, daß für ein Symptom kein Platz zwischen ihnen bleibt". Wenn es den Eltern mit entsprechender Unterstützung gelingt, diese Aufforderung in praktische Schritte umzusetzen, wird sich die identifizierte Patientin allmählich sicherer fühlen und als Reaktion auf die Veränderungen in der Elterndyade beginnen, ihre Symptome aufzugeben. Das Aneinanderrücken der Eltern und die zunehmende Autonomie der Patientin werden in der Abbildung durch „Nähe und Ferne als Beziehungsfunktionen" graphisch repräsentiert. Auch die Hypothese der zunehmenden Übereinstimmung zwischen den

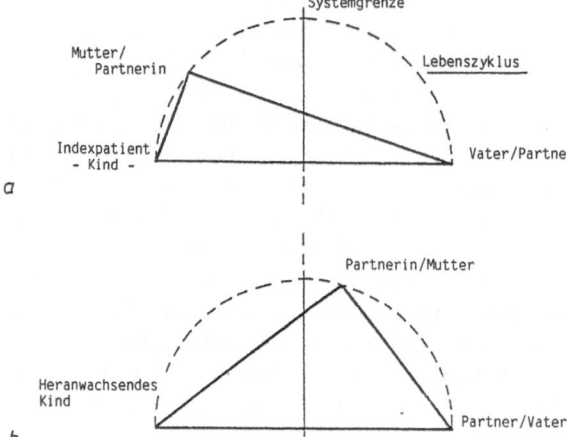

Abb. 1a, b. a Nähe und Entfernung – beziehungsmäßige Funktionen, die der Entwicklung des Lebenszyklus unterliegen.
b Therapieprozeß – Anpassung der Funktionen an die Erfordernisse des Lebenszyklus

Eltern bei den Beurteilungen auf der MHS („mittlere absolute Differenzen" der MHS-Ratings) im Sinne des Meßkonzepts folgt dieser graphischen Repräsentation.

Um die Hypothese, daß die Familienbehandlung zu einer Höherschätzung partnerschaftlicher Zufriedenheit bei den Eltern führt, testen zu können, mußten in Ergänzung zu den Elternurteilen zum Follow-up-Zeitpunkt entsprechende Aussagen für die Zeit zu Beginn der Behandlung erhoben werden. Dies konnte nur retrospektiv geschehen. Die damit verbundene Schwäche in der Aussagekraft der Daten reflektiert die nur unter experimentellen Bedingungen mögliche Manipulation der unabhängigen Variablen (hier: Behandlung) und der randomisierten Verteilung der Versuchspersonen (hier: Familien) auf eine Experimental- und eine Kontrollgruppe. Weiter oben ist ausgeführt worden, warum dieser Weg nicht gangbar war bzw. sogar unangemessen gewesen wäre. Die retrospektive Natur eines Teils der MHS-Ergebnisse führt aber nun zu zusätzlichen interpretatorischen Komplikationen, die hier diskutiert werden sollen.

Wie Kerlinger (1964) in seiner Diskussion der Bedeutung retrospektiver Untersuchungen im Kontext anderer Designs sagt, „führt die Messung von Versuchspersonen zu ihrer Änderung" (S. 319). Es ist möglich, daß bei den Eltern nicht genauer spezifizierbare Überzeugungen über die globalen positiven Aspekte der Behandlung im Kontext der Informationsvorgabe im Kopf des Fragebogens und der zeitlichen Abfolge der Informationserhebung (heutige Zufriedenheit mit der Beziehung, anschließend frühere Zufriedenheit) zu einer Sensibilisierung für die vom Untersucher postulierte Tendenz der Beziehungsbewertung geführt haben, der sie in ihren Antworten (wenn auch unbewußt) entsprechen wollten. Aus dem Nichtvermögen, die unabhängige Variable kontrollieren zu können, mag darüber hinaus ein Effekt durch nichtbehandlungsspezifische Veränderungen der Lebensumstände oder von Fehlerinnerungen über den tatsächlichen Stand der Beziehung vor Behandlungsbeginn in die selbstinterpretativen Bewertungen der Elternteile eingegangen sein. Andererseits können verschiedene Argumente erhoben werden, die diese Einschränkungen für die Interpretierbarkeit relativieren:

- Parallele Verbesserungen in der individuellen Symptomatik, der Paarbeziehung und der Gesamtfamilie sind konsistent mit der systemischen Theorie und den klinischen Annahmen des Behandlungsmodells und sie sind in den Untersuchungshypothesen vorhergesagt worden. Eine Konkordanz objektiver Daten (Gewicht) mit Antworten auf standardisierten Fragebögen (EAT), Therapieergebnissen aus anderen Untersuchungen und Literaturangaben über die Rate der Spontanremission stützen gemeinsam auch „weichere" Daten, d. h. retrospektive und interpretativ an Konstrukte gebundene.
- Wenn auch nicht ausgeschlossen werden kann, daß individuelle Elternteile die Untersuchungshypothese bestätigen wollten, so kann man doch annehmen, daß ihnen dies für die „verdeckte" Hypothese über die Annäherung der Einschätzungen (mittlere absolute Differenzen) nur ungleich schwerer und nicht ohne Absprache hätte gelingen können. Die Fragebögen wurden jedoch unabhängig voneinander ausgefüllt. Sollten beide an die MHS geknüpften Hypothesen über Veränderungen in der Paarbeziehung in der vorhergesagten

Richtung liegen, kann dies ansatzweise als Bestätigung dafür betrachtet werden, daß der oben diskutierte Effekt eher minimal gewesen sein muß.
- Die Annahme eines Untersuchereffekts auf die Elternantworten würde auch dann relativiert werden können, wenn einzelne Items entgegen dem vorhergesagten Trend zum Follow-up-Zeitpunkt niedriger gewertet sein sollten.

Die Beantwortung der höchst interessanten Frage, ob die Behandlung einen direkten Effekt auf die Paarbeziehung hatte oder ob eine Verbesserung der elterlichen Beziehung vermitteltes Ergebnis der verbesserten Symptomatik der Jugendlichen ist, läßt sich aus dem Untersuchungsdesign heraus nicht einwandfrei leisten. Dies wäre allerdings auch bei nichtretrospektiver Erhebung der diskutierten Daten und besserer Kontrolle der unabhängigen Variable nicht anders gewesen. Jedoch lassen die Antworten der Eltern bei der Einschätzung der Effektivität der Behandlung hinsichtlich der Entwicklung des Familienlebens hierzu Annahmen zu.

Die Interpretation der Daten hinsichtlich *Veränderungen im Gesamtfamiliensystem* stützt sich auf die Elterneinschätzungen der „therapeutischen Effektivität hinsichtlich der Entwicklung des Familienlebens". Der dafür verwendete Fragebogen repräsentiert eine Unterskala des Instruments von Frude u. Dowling (1980). Einige der Items fragen dabei nach psychopathologischen Veränderungen bei anderen Familienmitgliedern im Zusammenhang mit der durchgeführten Behandlung. Obwohl eine derartige Entwicklung besonders im Kontext familientherapeutischer Behandlungen nicht wünschenswert ist, verweist die Möglichkeit auf die systemtheoretische Annahme der homöostatischen Interdependenz der individuellen Störung mit Charakteristika in anderen Subsystemen der Familie (vgl. die Untersuchung von Crisp et al. 1974 über psychopathologische Charakteristika bei Eltern anorektischer Patientinnen).

Auf die Schwierigkeiten bei der Konstruktion eines Maßes für „total family functioning" ist eingangs bereits hingewiesen worden. Für die vorliegende Untersuchung war geplant gewesen, in Ergänzung zu dem schließlich verwendeten Maß Informationen zu diesem Aspekt aus einem in bestimmter Weise strukturierten klinischen Familieninterview zu gewinnen. Es war versucht worden, durch die Erzeugung von interpersonellem Streß in auf die Diskussion der zurückliegenden Behandlung gerichteten Familieninterviews jene dysfunktionalen Interaktionen zu evozieren, durch die sich „Anorexiefamilien" besonders auszeichnen (Minuchin et al. 1978). Die angefertigten Tonbandaufnahmen sollten dann unabhängigen Beurteilern zur Einschätzung vorgelegt werden.

Spätestens beim zweiten so durchgeführten Interview wurde deutlich, daß diese Vorgehensweise ethisch bedenklich war und aufgegeben werden sollte. Es zeigte sich nämlich, daß zurückhaltende Versuche, Streß zu erzeugen, zu keinen registrierbaren Veränderungen in der Interaktion der Familien führten. Dagegen konnte angenommen werden, daß entsprechend intensivere Bemühungen in dem einen oder anderen Fall womöglich zu therapie- oder beratungsrelevanten Verstörungen der Familie führen könnten. Das Verfahren wurde aufgegeben, obwohl es wünschenswert gewesen wäre, ergänzende „objektivere" Bestätigung der Elterneinschätzung über die Situation der Familie zu erhalten.

Die Untersuchungshypothese für diesen Bereich war, daß die Behandlung zu einer von den Eltern wahrnehmbaren Verbesserung der Familiensituation führen würde, sowohl im innern als auch hinsichtlich der Beziehungen von Familienmitgliedern nach außen. In Verbindung mit der Hypothese über den Einfluß der Behandlung auf die Situation der identifizierten Patientin war darüber hinaus vorhergesagt worden, daß symptomatische Verbesserungen von positiven Veränderungen in der Gesamtfamilie und der Partnerschaft begleitet sein müssen.

Bereich der Einflußvariablen des therapeutischen Systems. Der theoretischen Annahme folgend, daß der Therapeut Teil des in der Behandlung Veränderung suchenden Systems sei, sollte auch diese Variable wenigstens ansatzweise untersucht werden. Der Fragebogen aus der Untersuchung von Frude u. Dowling (1980) enthält eine Unterskala mit Items zum Selbsterleben familientherapeutischer Behandlungen, die zu diesem Zweck verwendet wurde. Die Untersuchungshypothese in diesem Zusammenhang war, daß positive Veränderungen bei den oben diskutierten Subsystemen der Familie eine emotional verbundene und intensive Beziehung der Eltern zum Therapeuten oder der Therapeutin voraussetzen würden oder zumindest in enger Beziehung dazu stehen müßten. Der Zusammenhang der von den Eltern eingeschätzten Behandlungsparameter „therapeutische Effektivität" – „Anorexie" (individuelles Subsystem), „therapeutische Effektivität" – „Familienleben" (Gesamtfamiliensystem) und „Selbsterleben der Behandlung" (therapeutisches Kontextsystem) sollte sich mathematisch in einer deutlich positiven Korrelation dieser Bereiche ausdrücken.

Der letzte Teil der Untersuchung hat eine gewisse Eigenständigkeit und steht in etwas loserer Beziehung zu den bisher untersuchten Fragen, die unmittelbar auf die Evaluierung des konkreten Behandlungsmodells und seine klinische Umsetzung bezogen sind.

Es ist versucht worden, mit Hilfe selbstkonstruierter Fragebögen und entsprechender mathematischer Verfahren (im wesentlichen Clusteranalyse) interpretativ und retrospektiv elterliche Konzepte nachzuweisen, die als präformative Bedingungen Einfluß auf das Erleben des therapeutischen Kontexts und das Behandlungsergebnis gehabt haben könnten. Konkret handelt es sich hierbei um elterliche Annahmen darüber, was die Krankheit ihrer Tochter verursacht haben mag und wie ihr am besten geholfen werden könnte. Diese Behandlungserwartungen und laienätiologischen Vorstellungen präformieren (und verzerren) möglicherweise selbst die an den Jugendlichen wahrgenommenen Beschwerden.

Neraal et al. (1978) kommen unter Rückgriff auf psychodynamische Konzepte in der Interpretation ihrer Ergebnisse einer Untersuchung an Kindern mit einer breiten Palette unterschiedlicher Störungen zu einer ähnlichen Annahme: Die Angaben bzw. Vermutungen von Eltern bzgl. Symptomatik, Ursachen und Behandlungserwartungen beim Besuch in einer Beratungsstelle seien nicht „objektiv", sondern durch eigene Konfliktabwehr verzerrte Vorstellungen.

Die Ergebnisse dieses Untersuchungsteils dürfen nur sehr zurückhaltend bewertet werden. Zu den an anderer Stelle bereits diskutierten Einschränkungen aufgrund des Designs der Studie und der teilretrospektiven Erhebung kommt hinzu, daß vor der Untersuchung keine spezifischen Hypothesen über den Zusammenhang mit den anderen Untersuchungsparametern aufgestellt worden waren.

Die Ergebnisse sollten daher am ehesten als Teil eines explorativen Versuchs bewertet werden, sich den beschriebenen Aspekten überhaupt mit einer bestimmten Untersuchungs- und mathematischen Methode empirisch zu nähern.

2.2 Untersuchungsgruppe

Zu 17 Familien, die sich zwischen 1975 und Ende 1981 wegen Anorexia nervosa eines überwiesenen Familienmitglieds am Maudsley Hospital in London einer ambulanten Familienbehandlung unterzogen hatten, wurde in einem ersten Schritt über den jeweiligen Hausarzt Kontakt aufgenommen (Tabelle 1). Der Weg über die Hausärzte wurde nicht allein deshalb gewählt, weil er oder sie die Patientin in der Vergangenheit überwiesen hatte, sondern, weil im englischen Gesundheitssystem der niedergelassene Allgemeinarzt als „family doctor" gegenüber anderen Einrichtungen im Gesundheitsbereich als eine Art Advokat der Familienangehörigen auftritt. In einem kurzen Schreiben wurde der Allgemeinarzt um Kooperation und Unterstützung des Anliegens bei der Familie gebeten.

In einem Fall machte der Hausarzt Einwände gegen die Teilnahme seiner Patientin an der Untersuchung geltend.

Im nächsten Schritt wurden die Familien dann direkt angeschrieben und gebeten, einen Termin für einen Hausbesuch zur Verfügung zu stellen, an dem alle Angehörigen, die seinerzeit an der Behandlung teilgenommen hatten, erreichbar sein würden. Die Erhebung erfolgte schließlich im Rahmen eines ca. 2stündigen Hausbesuchs und umfaßte ein klinisches Interview und das Ausfüllen der Fragebögen.

In fünf Fällen standen die ehemaligen Patientenfamilien für die Untersuchung nicht zur Verfügung.

Der Fall, gegen dessen Teilnahme an der Untersuchung der Hausarzt sein Veto eingelegt hatte, ist als erfolglos behandelt einzuschätzen. Das Mädchen mußte seinerzeit zur stationären Behandlung an die Jugendlichenstation überwiesen werden. 2 der 4 Fälle, bei denen die Eltern die Teilnahme ablehnten, waren zum Zeitpunkt der Beendigung der Therapie als verbessert eingeschätzt worden. Die verbleibenden 2 Fälle waren nicht sehr erfolgreich. In einem Fall hatten die Eltern ihre Tochter nach 3 Familientherapiesitzungen einem Experten an einer anderen Klinik vorgestellt, worauf das Mädchen dort stationär aufgenommen wurde.

Im verbleibenden Fall hatte die Familie an lediglich 4 Sitzungen teilgenommen, und das Mädchen schien damals vom klinischen Bild her unverändert.

Auf einer 6stufigen Skala sozialer Schichtzugehörigkeit (Kleining u. Moore, 1968 s. Anhang B), mit 1 als dem Index für die unterste Gruppierung und 6 als

Tabelle 1. Untersuchte Anorexia-nervosa-Fälle

Anorexia-nervosa-Fälle (1975–81)	17
Teilnahme abgelehnt	4
Einspruch durch den Hausarzt	1
Fälle in der Untersuchung	12

Tabelle 2. Schichtzugehörigkeit der untersuchten Familien (x = 3,6)

Sozialschicht	1	2	3	4	5	6	Gesamt
Häufigkeit	2	0	4	1	5	0	12

Index für die Zugehörigkeit zur sozialen Oberschicht ergibt sich folgende Verteilung (Tabelle 2).

In der Untersuchungsgruppe sind die mittlere und obere Mittelschicht überrepräsentiert. Erstaunlich ist dieses Bild besonders für das Maudsley Hospital, dessen Einzugsgebiet hinsichtlich der Schichtverteilung sicherlich durch ein Überwiegen der unteren sozialen Schichten gekennzeichnet ist.

Der einzige männliche Jugendliche der Untersuchungsgruppe gehört der sozialen Schicht 3 an.

Die Tabellen 3 und 4 beziehen sich auf die ursprüngliche Untersuchungsgruppe.

Die folgenden Angaben (Tabellen 5 und 6), beziehen sich wieder auf die Stichprobe der insgesamt 12 Fälle, die bereit waren, an der Untersuchung teilzunehmen.

Tabelle 3. Geschlechtsverteilung der Patienten

Fälle	17
Männlich	2
Weiblich	15

Tabelle 4. Überweisende Ärzte

Überwiesen durch	
Allgemeinarzt	12
Kinderarzt	3
Psychiater	2
Gesamt	17

Tabelle 5. Situation zum Überweisungszeitpunkt

Erhobene Daten	Spannweite	Durchschnitt
Alter bei Überweisung (Jahre)	12–15	13,7
Gewicht bei Überweisung (kg)	28,5–43	36,3
Symptomgeschichte (Monate)	2–34	11,6
Gewichtsverlust während 12 Monaten vor Behandlungsbeginn (kg)	4–15,5	9
frühere Klinikaufenthalte	In 4 Fällen (stationär)	

Tabelle 6. Angaben zur Therapie

Erhobene Daten	Spannweite	Durchschnitt
Zahl der Sitzungen	4–38	13
Dauer der Therapie (Monate)	1–16	6
Follow-up-Zeitraum (Monate)	2–60	30
Alter beim Follow-up (Jahre)	14–22	16,8
Gewicht beim Follow-up (kg)	32[a]–67,2	54,3
Größe beim Follow-up (cm)	155–180	166

[a] 32 kg war das Gewicht der Patientin, die sich in ihrem klinischen Bild nicht verändert hatte. Bei der Angabe des Durchschnittsgewichts der Probanden wurde dieser Wert nicht berücksichtigt.

2.3 Behandlung

Christopher Dare, der verantwortliche Psychiater und Leiter des Behandlungsteams, sah sich über Jahre hinweg zunehmend von den Ergebnissen psychodynamischer Einzelbehandlungen desillusioniert. Andererseits konnte er in der üblichen stationären Behandlung junger Anorektikerinnen keine Alternative sehen, weil diese Maßnahme seiner Ansicht nach zu einer kaum zu akzeptierenden Unterbrechung im Lebensvollzug der Patienten führt. Von 1975 an wurde deshalb ambulante Familientherapie als ausschließliche Methode zur Behandlung dieses Klientels eingeführt. Der Bezugsrahmen für das Verständnis der Familienmuster und der therapeutische Prozeß sind an anderer Stelle ausführlich beschrieben worden (Dare 1982, 1984). Die Ansichten und Techniken unterscheiden sich nicht grundsätzlich von denen der Pioniere der familientherapeutischen Richtung (z. B. Minuchin et al. 1975; Minuchin et al. 1978; Selvini Palazzoli 1970, 1982; Selvini Palazzoli et al. 1978). In Ergänzung zum Interaktionsmodell der Gruppe um Minuchin und zum Mehrgenerationenmodell der Arbeitsgruppe von Selvini Palazzoli mißt Dare dem Eintritt der Jugendlichen in die Adoleszenz besondere Bedeutung als entwicklungsmäßige Krise für die ganze Familie zu. Die anorektischen Symptome werden deshalb gleichzeitig als Ausdruck dieser Krise und als Versuch verstanden, die Krise für die Familie hinauszuzögern (Dare 1982).

Obwohl der Familie nach diesem Konzept therapeutische Hilfe vordergründig willkommen ist, setzt sie entsprechenden Bemühungen mehr oder weniger starken Widerstand entgegen. Dieser hat seine Grundlage in den gleichen Notwendigkeiten, aus denen heraus auch die anorektischen Symptome ihre Aufgabe der Krisenverzögerung erfüllen sollen.

Unter dem Gesichtspunkt der praktischen Therapiedurchführung ergeben sich hieraus 3 Schwierigkeiten, die erfolgreich bestanden werden wollen, damit es zu einem positiven Ergebnis kommen kann: 1) der Kampf der Familienmitglieder um die Macht und die Kontrolle über die Beziehungen; 2) die Angst der Familie vor Veränderungen; 3) aus dem Vorhergehenden folgend, soll der Therapeut mit seinen Hilfsabsichten blockiert werden.

In Zusammenhang damit wird bei Dare (1982) ein Inventar therapeutischer

Techniken beschrieben, in deren Entwicklung auch der Übergang von einem eher am traditionellen psychoanalytischen Übertragungsmodell orientierten Vorgehen hin zu einer „problem solving therapy" im Sinne von Haley (1978) nachgezeichnet wird.

Von den im folgenden dargestellten und später in einem Fallbeispiel ergänzten Techniken haben sich die beiden ersten als zumindest für den Beginn der Behandlung wenig effektiv herausgestellt. Soweit sie weiterhin zu einem wichtigen Element im Methodeninventar gehören, ist ihr Platz nunmehr vorrangig in späteren Stadien der Behandlung, nachdem die Symptomatik im wesentlichen kontrolliert ist.

Technik 1

Die früheste Technik basiert auf der Analogie, daß die Familie scheinbar in der gleichen Weise versucht, den Therapeuten zu entwaffnen, wie die individuelle anorektische Patientin den Absichten ihrer Eltern widersteht, sie mehr essen und an Gewicht zunehmen zu lassen, bis diese schließlich ihre Hilflosigkeit begreifen müssen. Die betroffenen Jugendlichen zeigen häufig ein besonderes Interesse an mit Nahrung und Kochen in Zusammenhang stehenden Themen, erkennen die Vernünftigkeit einer ausbalancierten und nährwertreichen Kost an etc., ermutigen Eltern und andere Familienangehörige, mehr zu essen, ohne natürlich selbst einen der ihnen angebotenen oder aufgenötigten Bissen zu sich zu nehmen.

In der gleichen Weise erkennt die Familie als ganze häufig an, wie sinnvoll und vernünftig die Kommentare des Therapeuten über das Familienleben sind und wie sehr die Familiensituation und die Probleme der Tochter miteinander zusammenhängen, ohne jedoch in der einen oder anderen Weise fähig zu sein, die sich daraus ableitenden therapeutischen Vorschläge und Aufgaben in die Tat umzusetzen.

Die entsprechende Technik besteht darin, „der Familie zu zeigen, was sie tut", und folgt dem Übertragungsmodell der individuellen Psychotherapie. Obwohl die Technik sich auf valide Beobachtungen bezieht, ist sie zumindest am Anfang wenig effektiv. Der Kreis der von der Familie errichteten Konfliktvermeidung und ihre Rigidität im Sinne des Konzepts von Minuchin (1978) lassen sich mit ihrer Hilfe nicht wirksam angehen.

Technik 2

Diese sollte dem Problem entgegenwirken, daß häufig weite Teile der therapeutischen Familiengespräche durch Aspekte der Nahrungsaufnahme, Füttern, Diäten, richtigem Gewicht etc. dominiert werden. Insbesondere, wenn entsprechende Fragen in einem endlosen Strom an den „Experten" gerichtet werden und ihn überschwemmen und wehrlos machen und der Familie erlauben, sich den ihnen selbst stellenden Fragen nicht zuzuwenden. Die Technik besteht darin, jedes Gespräch über diese Themen einfach zu unterbinden – was hilft es schließlich zu diskutieren, ob Butter auf dem Brot gut ist, wenn dieses doch nie gegessen wird – und die Familienmitglieder aufzufordern zu zeigen, „worüber sie sich sonst noch unterhalten können".

Diese Technik kann sicherlich interessante Ergebnisse zutage bringen, z. B. den Grad deutlich machen, zu dem Elternfunktionen eheliche oder partnerschaftliche Aktivitäten verdrängt haben und sich das Familienleben total auf Essensprobleme zentrieren konnte, weil die Erwachsenen es versäumt haben, andere Interessen und Aktivitäten zu verfolgen. Da solche „heiße" Information sehr dicht bei den von den Eltern über den Zusammenhang zwischen den Problemen der Tochter und dem Stand der eigenen Beziehung befürchteten Annahmen liegt, ist eine offene Interpretation zumindest im Anfangsstadium der Behandlung äußerst riskant. Im Extremfall kann die Zusammenarbeit von der Familie abgebrochen werden, bevor eine Beziehung zum Therapeuten entstanden ist, die dieses hätte verhindern können.

Technik 3

Bei dieser Technik wird die vollkommene Übereinstimmung mit der Familie betont, daß Essen der wichtigste Gesprächsgegenstand überhaupt ist. Diese geteilte Annahme wird noch zusätzlich dadurch bestärkt, daß die Eltern aufgefordert werden, vollständige Kontrolle und Verantwortung für den Speiseplan und das Eßverhalten ihrer Tochter zu übernehmen, um ihr das Leben zu retten. Der Therapeut streitet jede Vermutung darüber ab, daß er glauben könnte, die Eltern seien in irgendeiner Weise für den Zustand der Tochter verantwortlich. Er besteht aber darauf, daß seiner Erfahrung nach die Eltern vor jeder anderen Person dazu geeignet sind, ihr Kind dem Tod zu entreißen. Es gehört zu dieser Technik, daß die Beunruhigung über den körperlichen Zustand der Jugendlichen noch gefördert wird, während der Therapeut sich gleichzeitig bemüht, Schuldgefühle der Eltern abzubauen, indem er sie als Retter ihrer Tochter ausweist und nicht als Teil der Ätiologie der Krankheit. Da dem Kind ohnehin nicht verwehrt werden kann, sich gegen die Bemühungen der Eltern zu sträuben, wird es ausdrücklich zu Widerstand aufgefordert. Den Eltern wird aber die Aufgabe gestellt, den Kampf selbst gegen den vehementesten Widerstand der Tochter nötigenfalls durch Fütterung und körperlichen Einsatz zu gewinnen.

Die Eltern kommen in der Regel mit einer langen Geschichte frustrierter Bemühungen, ihre Tochter zu Nahrungsaufnahme und Gewichtssteigerung zu bewegen, in die Behandlung. Ihre Absichten mußten in der Vergangenheit nicht zuletzt deshalb erfolglos bleiben, weil sie sich im Machtkampf um Dominanz und Erhalt eines prekären Status quo in der Familie gegenseitig widersprechen und blockieren mußten. Sie brauchen von daher ein erhebliches Maß an Zuspruch und Unterstützung durch den Therapeuten, um das bisherige Spiegelgefecht in eine ernstgemeinte Auseinandersetzung mit der Tochter zu transformieren und den Konflikt über eine Schwelle hinaus zu eskalieren, die sie nur in gemeinsamer Kooperation überschreiten können. Durch diese Anstrengung, wenn erfolgreich, wird in der Familie eine neue beziehungsmäßige Realität gesetzt, hinter die nicht mehr ohne weiteres zurückgefallen werden kann. Die durch therapeutischen Druck evozierte kooperative Annäherung der Eltern führt zu einer verringerten interpersonellen Distanz zwischen den Erwachsenen und andererseits zu einer größeren Distanz zwischen den Jugendlichen und ihren Eltern. Im Sinne des Konzepts von Minuchin und seiner Arbeitsgruppe (1978) wird hier eine deutlichere Generationsgrenze eingeführt, die Tochter wie Eltern neue Entwicklungsmöglichkeiten und Individuationsspielräume schafft. Die Weiche für eine derartige Entwicklung wird sehr häufig bereits in der ersten Familiensitzung gestellt, wenn der Therapeut auf ein gemeinsames Familien-„lunch" an Ort und Stelle dringt. Das dafür notwendige Essen wird von der Familie nach vorheriger Absprache mit zur Sitzung gebracht oder kann spontan in der Krankenhauskantine gekauft werden.

Sollten die Eltern trotz verbaler Unterstützung durch den Therapeuten und trotz ernstgemeinten Bemühens (das in der Regel Erfolg zeitigt) nichts gegen den Widerstand ihrer Tochter ausrichten können, kann eine Reformierung der interpersonellen Distanzen u. U. dadurch erreicht werden, daß elterlicher Ärger geschürt und verdeutlicht wird, welche Macht die scheinbar hilflose Kranke über sie besitzt und bis zu welchem Extrem sie den gesunden, willensstarken Eltern Widerstand leisten, sie manipulieren und sogar besiegen kann. Die elterliche Vorstellung von einem kranken Kind, das nicht essen kann, läßt sich in Richtung auf die Überzeugung korrigieren, daß sie es mit einem Kind zu tun haben, das freiwillig nicht essen will und dazu alle Mittel des Trotzig- und Rebellischseins einsetzt. Mit anderen Worten, die Jugendliche wird „entpatientifiziert" und tritt therapeutischen Veränderungsbemühungen dienlicher, als „normal" verhaltens-auffällige Person in Erscheinung. Für das weitere Vorgehen wird unterstellt, daß sich die Eltern im Umgang mit einem verhaltensschwierigen Kind kompetenter fühlen können, weil sie sich in einem vertrauteren Erfahrungsfeld bewegen. Sie können daran erinnert werden, daß sie möglicherweise bereits anderen ihrer Kinder erfolgreich aus vergleichbaren Verhaltensschwierigkeiten geholfen haben. In diesem Sinne wird ihnen weitere therapeutische Unterstützung angeboten.

In einer weiteren technischen Variante kann der Konflikt über Nahrung und Gewicht bei sich andeutendem aussichtslosem Kampf zwischen Eltern und Tochter vollständig auf den Therapeuten übergeleitet werden. Alle diesen Zusammenhang betreffende Regelungen und Vereinbarungen können zu einer separaten Angelegenheit zwischen dem Therapeuten und der Jugendlichen gemacht werden. Dazu gehören im engeren Sinne die Aufstellung und Über-wachung eines Diätplans und die Kontrolle des Körpergewichts etc. Die symmetrischen Eskalationen (Selvini Palazzoli 1982) zwischen den Familienmitgliedern können so unterbunden werden. Bei den weiteren Familiensitzungen kann dann unmittelbar zu Themen übergegangen werden, wie sie in der anschließenden Technik 4 beschrieben sind. Es muß allerdings darauf hingewiesen werden, daß es die Überzeugung des unter Christopher Dares Leitung arbeitenden therapeutischen Teams ist, daß besonders bei einer wie der in der Untersuchung behandelten jüngeren Patientengruppe, die erfolgreiche Fütterung der Jugendlichen durch ihre Eltern der erstrebenswertere und sicherere Weg zur nachhaltigen Verbesserung des Zustands der Patientin und der Familienbeziehungen ist.

Die Anorexia nervosa ist eine lebensbedrohende Erkrankung, und es ist von daher die dringlichste Aufgabe des Therapeuten, deren selbstzerstörende Dynamik schnell anzuhalten und nach Möglichkeit umzukehren. Dazu kommt, daß die emotionale Brisanz der anorektischen Symptome zu zwanghaften Verhal-

tenswiederholungen führt, hinter denen andere wichtige Konflikte so lange
unbearbeitbar bleiben, wie die Symptomatik ungebrochen anhält.

Technik 4

Ständige Absprachen darüber, wie die Eltern (soweit ein intaktes Paar zur Verfügung steht – was aber meist der Fall ist) sich auch angesichts vehementester
Gegenanstrengungen ihres Kindes zusammenschließen und ihre Tochter füttern
können, führen besonders bei jüngeren Jugendlichen häufig zu schneller Gewichtszunahme. Dies macht den Weg für eine verlängerte zweite Behandlungsphase frei, in der der Familie geholfen werden muß, einige ihrer grundlegenden
Einstellungen und Werte zu reflektieren und zu verändern. Dabei geht es u. a.
um die Planung von Aktivitäten, die der Entwicklung persönlicher Unabhängigkeit der Patientin und der Wiederbelebung oder Schaffung gemeinsamer partnerschaftlicher (im Unterschied zu rein elterlichen) Interessen dienen. Die
anzustrebenden Veränderungen in der Lebensweise der Familie werden durch
den Einsatz einer Vielfalt von therapeutischen Aufgaben, Konfrontationen, der
Analyse der Familiengeschichte mit Hilfe von Familienskulptur und der Ge-
neogrammtechnik, Beratung, Diskussion und strategischen und interpretativen
Interventionen gefördert. Alle diese zusätzlichen Techniken werden in einem
Kontext eingesetzt, der der Familie helfen soll, eine neue Struktur anzunehmen,
damit die Eltern sich allmählich als Paar von ihrem Kind lösen können, das
seinerseits frei wird, in die äußere Welt einzutreten und normale und bedeu-
tungsvolle Erfahrungen zu machen.

Die Kombination der beschriebenen Techniken bildet ein Werkzeug, das es
dem Therapeuten ermöglicht, sich angesichts einer von der Familiendynamik
her auf die Vermeidung von Veränderungen festgelegten Störung das notwendige Gefühl von Kompetenz und Effektivität zu erhalten. Es sollte durch das
Gesagte deutlich geworden sein, daß dies – und Gleiches gilt parallel für die
Beeinflussung der Störung – nicht durch eine interpretative Offenlegung der
vom Therapeuten angenommenen Verbindungen von ätiologischen Umständen
und familiären Prozessen, sondern durch eine auf die Übernahme von Verantwortung durch die Eltern zielende Strategie im Sinne des Problemlösungsansat-
zes von Haley (1978) und auf der Grundlage der Beschreibungen allgemeiner
Familienstrukturen durch Minuchin (1974) und Minuchin et al. (1975, 1978)
erreicht werden soll.

Fallbeispiel

Überweisungsmodus: Pandora[1] (13 Jahre) wurde von einer anderen Klinik zunächst an die kinder-
und jugendpsychiatrische Station unserer Abteilung überwiesen und von dort direkt an uns
weitergeleitet. Die Familie lehnte unser ambulantes Behandlungsangebot zunächst ab und
wandte sich an mehrere andere Kliniken, von denen eine das Mädchen schließlich aufnahm.
Die Behandlung verlief nicht erfolgreich. 3 Monate später wurde Pandora von ihrem Hausarzt
wiederum an uns überwiesen. Diesmal stimmte die Familie zu.

---

[1] Dieser und weitere Namen wurden geändert.

Familienmitglieder:

- Vater, 44 Jahre: Grundstücksmakler. Hochgewachsen, schlank, zeigt selten Gefühle.
- Mutter, 41 Jahre: Hausfrau. Postnatale Depression 5 Wochen nach Pandoras Geburt. Seitdem unregelmäßige ambulante psychiatrische Betreuung; im September 1976 stationäre Behandlung. Sie machte einen etwas hilflosen Eindruck.
- Pandora, 13 Jahre: Überwiesene Patientin. Sehr intelligent. Ging zum Überweisungszeitpunkt nicht zur (Privat)Schule.
- Adrian, 10 Jahre: Schüler. Leicht feminine Züge.

Symptome in der Familie: Erste anorektische Symptome an Pandora vor ca. 3 Jahren, stetige Verschlechterung. Zahlreiche vorangegangene Behandlungsversuche (stationäre Behandlung, psychoanalytische Therapie, Eheberatung, Familientherapie etc.). Pandora hat außerdem zwangsneurotische Symptome und Probleme mit ihrer Geschlechtsrollenidentifikation. Bei der Erstvorstellung hier war sie präpubertal und wog 28,5 kg.
Adrian soll kürzlich ungehorsamer geworden sein.

Subsysteme der Familie:

- Ehe: Besonders Mutter sehr unzufrieden. Sie nimmt eine Hilflosenrolle ein. Vater ist passiv, bestimmt aber die Regeln in der Beziehung. Er unterminiert seine Frau in ihrem Selbstvertrauen.
- Vater-Tochter: Eine sehr enge Beziehung. Pandora wird mit ihm sehr ärgerlich, wenn er Versprechen nicht einhält.
- Eltern-Tochter: Pandora hält ihre Eltern auseinander. Wenn die Eltern sich abstimmen, versucht Pandora, sich mit Vater zu verbünden.

Sozialer Kontakt: Keine wesentliche Information. Finanziell gesicherte Verhältnisse.

Familiengeschichte: Alle Frauen der Familie waren/sind unglücklich: beide Großmütter, Mutter, Pandora.

Kommunikationsmuster und affektive Struktur: Pandora ist sehr direkt in dem was sie sagt. Die Eltern treffen Entscheidungen selten gemeinsam. Wenn sie sich abstimmen wollen, mischt sich Pandora ein. Vater strebt dann Kompromißlösungen in Pandoras Interesse an und unterminiert seine Frau. Adrian wird an solchen Situationen nicht beteiligt.
Die Atmosphäre in der Familie ist erstickend. Außenaktivitäten sozialer Art bestehen kaum.

Familiendynamische Interpretation des Symptoms: Mutter fühlt sich gleich den Frauen der vorangegangenen Generation in der Ehe unglücklich und gefangen. Ihrem Wunsch, die Familie zu verlassen, kann sie auch Pandoras Krankheit wegen nicht nachgeben. Die anorektischen Symptome halten die Ehe nach außen aufrecht. Daß Frauen in dieser Familie traditionell unglücklich sind und Männer es besser haben und mehr wert sind, verschärft für Pandora den Geschlechtsrollenkonflikt.
Die Eltern können Erziehungsfunktionen nicht in gemeinsamer Verantwortung ausüben. Im Konfliktfall gibt Vater nach, und Mutter unterliegt in der Auseinandersetzung. Die eheliche Situation kann sich so nicht ändern. Pandora wird zur Verbündeten ihres Vaters und wächst in der Überzeugung auf, daß es nicht erstrebenswert ist, Frau zu sein.

Verlauf: Therapeut Dr. L. Das Team ist durch Einwegscheibe und Monitor an der Behandlung in der ersten und weiteren Sitzungen beteiligt. Auf Teamvorschlag hin wird Essen aus der Kantine besorgt, und Dr. L. fordert die Eltern auf, Pandora zu füttern. In der dramatischsten Phase der Sitzung hält Vater Pandora fest, während Mutter sie zu füttern versucht. Pandora muß ein, zwei Bissen zu sich nehmen; den Rest spuckt sie aus. Sie beschimpft die Eltern und weint. Die Eltern dringen auf stationäre Behandlung und Fütterung durch Krankensschwestern. Dr. L. erklärt ihnen, daß eine stationäre Behandlung vorübergehend zu Gewichtsverbesserung führen kann – ein Rückfall wäre aber wahrscheinlich.

Zu den folgenden Sitzungen bringen die Eltern selbst Essen mit. Pandora nimmt geringste Mengen zu sich. Zu Hause beschuldigt sie die Eltern wegen ihrer „Grausamkeit". Gespanntes Verhältnis auch mit Adrian, weil er sie in der ersten Sitzung auch festgehalten hatte.

Hauptthema während der nächsten Monate ist weiterhin Essen. Pandora führt eine Kalorientabelle, bereitet ihr Essen selbst zu. Mutter überwacht Pandora beim Essen und beklagt sich über mangelnde Unterstützung durch ihren Mann. Trotz Fluktuation graduelle Gewichtszunahme. Pandora wird vor jeder Sitzung durch eine Krankenschwester gewogen. Die Behandlung ist aber weiterhin ambulant. Auf Pandoras Wunsch hin wird ihr Gewicht den Eltern nicht mitgeteilt. Diese sind damit einverstanden. Fluktuationen werden aber mit den Eltern diskutiert. Fokus des Gesprächs ist dann, wie sich die Eltern besser abstimmen können, um Pandora wirksam zu supervidieren und ihr zu helfen.

Nach 9 Monaten hat Pandora guten Fortschritt gemacht. Das Gewicht liegt bei 40 kg. Die zwangsneurotischen Symptome sind verschwunden. Sie besucht wieder regelmäßig die Schule. Jedoch möchte sie weiterhin nicht weiblich erscheinen: „Ich fühle mich unsicher, wenn ich weiblich aussehe." Sie kleidet sich eher wie ein Junge. Sie hat noch keine Freundschaften schließen können und beteiligt sich nicht an sozialen Aktivitäten inner- und außerhalb der Schule.

Die eheliche Beziehung hat sich etwas verbessert. Die Eltern können unterschiedliche Meinungen diskutieren und sich verbal unterstützen. Gemeinsam zu handeln, fällt ihnen weiterhin sehr schwer.

Beide Eltern und Adrian unternehmen mehr außerfamiliale soziale Aktivitäten.

Dr. L. verläßt das Team und eine weibliche Therapeutin, Frau C., übernimmt die Familie.

Frau C. teilte der Familie mit, daß sie Dr. L.s Arbeit an der Essens- und Gewichtssituation nichts hinzuzufügen hätte. Sie würde mit der Familie an den Themen Weiblichkeit und Erwachsenwerden arbeiten wollen. Die Kontrolle des Gewichtsverlaufs wurde Pandoras Mutter übergeben.

Kurz nach dem Therapeutenwechsel verlangten die Eltern Pandoras sofortige stationäre Behandlung oder Heimaufnahme. Der angegebene Grund waren ihr widerspenstiges Verhalten und ständige Streitereien ums Essen. Nur widerstrebend ließen sich die Eltern auf die Übernahme von erzieherischer Verantwortung und strikterer Supervision Pandoras festlegen. Das Gewicht stieg seitdem langsam aber stetig weiter an.

Pandora feilschte mit ihren Eltern immer noch um eine „Gewichtsobergrenze" und sorgte dadurch für ständige Auseinandersetzungen zu Hause. Frau C. stoppte diese Konflikte, indem sie festsetzte, daß ein vernünftiges Gewicht dann erreicht sei, wenn bei P. Regelblutungen einsetzen würden. Die Eltern wurden allmählich immer ärgerlicher auf ihre Tochter und nahmen zuvor eingeräumte Privilegien und Versprechungen zurück. Sie sagten ihr, daß sie von nun an Entscheidungen allein treffen und notfalls autoritär durchsetzen würden. Dies war ein Wendepunkt, der eine Abkehr von der bisherigen Pseudoliberalität markierte.

Ein detailliertes Programm für die Beschäftigung mit Pandoras Geschlechtsrollenproblematik wurde mit der Familie vereinbart. Anhand von Mode- und Jugendzeitschriften diskutierte die Familie miteinander, welche in eine Hierarchie gefaßten Veränderungen Pandora schrittweise an ihrer Garderobe vornehmen würde, um sich weiblicher zu kleiden. Dieses Programm provozierte in seiner praktischen Umsetzung zahlreiche neue Konflikte, die aber allmählich überwunden werden konnten. Dazu trugen einige Sitzungen bei, die konstruktives und verantwortliches Streiten zum Thema hatten.

Pandora und ihre Mutter wurden ermutigt, unter Ausschluß der Männer, regelmäßig über die Implikationen körperlicher Veränderungen in der Pubertät und andere „Aufklärungs"-themen zu sprechen. Beide fanden, dies hätte einen positiven Einfluß auf ihre Beziehung gehabt.

In Diskussionen der ganzen Familie wurde zunehmend über die Rolle von Frauen in der Gesellschaft und insbesondere über Pandoras Zukunft als Frau gesprochen. Bei einigen mehr „feministischen" Themen verbündeten sich Mutter und Tochter gegen den Vater. Während sich die Beziehung der Frauen weiter verbesserte, wurde der Vater zunehmend deprimiert, reizbar und zog sich oft zurück. Adrian beteiligte sich zunehmend aktiver an den Sitzungen.

Obwohl die Eltern inzwischen besser miteinander kooperieren konnten, bezeichneten beide die Ehe weiterhin als unbefriedigend. Pläne für Sommerferien im Ausland mußten aufgegeben werden, weil der Vater sich während einer depressiven Episode davon überfordert sah. Er konnte es nicht zulassen, daß seine Frau ihn unterstützen und ihm näherkommen wollte. Nachdem es ihm wieder besser ging, begann er, zunehmend Zeit außer Haus mit Freunden oder auf der Arbeit zu verbringen.

Bei 2 Gelegenheiten explodierte seine Frau förmlich und griff ihn an, sie wie eine Haushälterin zu behandeln und darüber hinaus kein Interesse an ihr zu haben. Zu diesem fortgeschrittenen Zeitpunkt in der Therapie schien es möglich zu sein, den Partnern eine Interpretation des Zusammenhangs von Eheproblemen und Pandoras Schwierigkeiten anzubieten. Sie stimmten der Möglichkeit zu, daß Pandoras Wunsch, noch nicht groß und selbständig zu werden von der Angst her rühren könnte, ähnlich ihren Eltern als Erwachsene unglücklich zu sein. Pandoras Krankheit würde ihnen darüber hinaus helfen, sich den eigenen Partnerproblemen nicht stellen zu müssen.

Die Sitzungen bestanden jetzt abwechselnd aus Familien- und Paarbehandlungen. Die Mutter verlangte von ihrem Mann, daß er aufhören solle, sie als depressiv und hilflos zu behandeln und stattdessen auf ihre richtigen Klagen über ihn eingehen solle. Er dagegen wünschte sich, daß sie seine Unzufriedenheit über beider nicht existente körperliche Beziehung anerkennen würde.

Den Partnern wurde vorgeschlagen, daß sie ihren nonverbalen Kontakt entwickeln sollten (Gespräche führten fast zwangsläufig zur Konfrontation), um auf diesem Weg eine Annäherung zu erreichen. Sex wurde jedoch untersagt, da die Frau darauf mit Angst- und Zurückweisung reagierte. Diese verhaltenstherapeutischen Vorschläge wurden jedoch kaum befolgt. Die Therapeutin schlug daraufhin vor, die Partner sollten statt von ihr, besser Rat von einem Scheidungsanwalt einholen. Sie wies darauf hin, daß die Eheleute ihrer Beziehung nicht erlauben würden, sich zu verbessern, um sich darin wohlzufühlen, und andererseits sie nicht so schlecht werden ließen, daß sie sich aus eigener Einsicht trennen könnten. Pandoras Situation würde diesen Zustand spiegeln. Einerseits dürfe es ihr nicht schlecht genug gehen, um „wirklich krank" zu sein, andererseits sei ihr nicht die Möglichkeit gegeben, in die Pubertät einzutreten und erwachsen zu werden.

In einer der nächsten Sitzungen erzählten die Partner, daß sie miteinander geschlafen hätten (zum ersten Mal seit Jahren). Die Mutter des Mannes sei gestorben, und aus Sympathie und um seinen Kummer zu lindern, hätte sich seine Frau ihm genähert. Die gewachsene Nähe und Intimität der Eheleute kam auch in den folgenden Sitzungen zum Ausdruck, in denen es darum ging, wie sie ihrer Beziehung weiteren Raum schaffen könnten.

Einige Wochen später wurde die Behandlung beendet. Die Partner glaubten, daß sie für sich und die Familie keine weitere Hilfe bräuchten. Auch Pandora machte weitere Fortschritte. Bei Beendigung der Behandlung nach 16 Monaten[2] wog sie 44,75 kg. Bei einem Follow-up-Termin 6 Monate später hatte sich ihr Gewicht auf 43 kg stabil eingependelt.

2.4 Klinisch-psychologische und medizinische Erhebung

2.4.1 Methode

Im klinisch-psychologischen Interview wurde nach der Integration der Probandin in der Familie, in Schule oder Beruf und nach ihrer Teilnahme an Freizeitaktivitäten mit Gleichaltrigen gefragt. Wenn diese Bereiche nach Aussage der Probandin und ihrer Familienangehörigen in allen Bereichen zufriedenstellend waren, erhielt sie das Attribut „gut" („good").[3]

---

[2] Das Beispiel ist repräsentativ für das Behandlungsmodell und die verwendeten therapeutischen Techniken. Nicht repräsentativ ist die Dauer der Behandlung: Mit 16 Monaten kontinuierlicher Betreuung handelt es sich hier um die längste Behandlung in der Untersuchungsgruppe.

[3] Die vollständigen Fragebogen der klinisch-psychologischen und medizinischen Erhebung finden sich im Anhang A.

Bei Beschränkungen in einem der 3 Bereiche, das Attribut „befriedigend" („fair"). Stärkere Einschränkungen führten zur Einschätzung „unverändert" („unimproved") oder „Rückfall" („relapsed"). Im letzten Fall ist vorausgesetzt, daß durch die Behandlung zunächst eine Verbesserung eingetreten ist, die jedoch nicht aufrechterhalten werden konnte.

Mit Hilfe einer ähnlichen 4-Punkte-Skala wurde bei der medizinischen Erhebung der Fokus auf Eßverhalten, Gewicht im Kontext mit individueller Größe und Alter und auf den Grad der Stabilisierung normaler Regelblutungen gelegt. Die hier verwendeten Kategorien sind „geheilt" („recovered"), „befriedigend", „unverändert" und „Rückfall".

2.4.2 Ergebnisse

Tabelle 7 gibt die Aufschlüsselung der Ergebnisse wieder.

2.4.3 Diskussion

Nach Tabelle 7 ist in fast allen Fällen zumindest eine Verbesserung eingetreten. Die Einstufung „geheilt" gilt für ein Drittel der Fälle.

10 ehemalige Patientinnen und 1 Patient können auf beiden Skalen als zumindest verbessert gelten; 2 Patientinnen sind nach beiden Skalen als „gut/geheilt" einzuschätzen. Eine Patientin zeigt sich auf beiden Skalen „unverändert".

Die Familie dieser Patientin hatte die Behandlung an unserer Abteilung abgebrochen, und das Mädchen war nach stationärer Behandlung an einer anderen Klinik wenige Tage vor diesem Interview als gebessert entlassen worden, mußte nach den hier verwendeten strengen Kriterien jedoch als „unverändert" gelten.

Die Gewichte der 11 als zumindest „verbessert" eingeschätzten Probanden lagen, bezogen auf Alter, Geschlecht und individuelle Körpergröße, alle im Bereich zwischen der 10er und der 90er Perzentile, mit einer Tendenz zur Konzentration im mittleren Bereich.

Tabelle 7. Ergebnisse

Ergebnisse der medizinischen Erhebung	Geheilt	3
	Befriedigend	8
	Unverändert	1
Ergebnisse der klinisch-psychologischen Erhebung	Gut	4
	Befriedigend	7
	Unverändert	1

2.5 Erhebung der Einstellung zum Essen und des Eßverhaltens

2.5.1 Methode

Den ehemaligen Patientinnen wurde des weiteren der von Garner u. Garfinkel (1979) entwickelte Eating Attitudes Test (EAT) vorgelegt, der auf 40 Items Einstellungen und Verhaltensweisen bezüglich Eßgewohnheiten mißt (ein vollständiger Fragebogen befindet sich im Anhang A).

In dem Test ist ein Maximalscore von 120 Punkten (3 pro Item) erzielbar. Die Probanden sind angehalten, einzuschätzen, ob ein Item „immer", „sehr oft", „manchmal", „selten" oder „nie" zutrifft. Für eine Antwort von extrem „anorektischem" Charakter wird ein Score von 3 gegeben. Für „nichtanorektische" Antworten wird kein Punkt gegeben.

Wie die Originalveröffentlichung dieses Tests zeigt, trennt er recht gut Anorektikerinnen von Nichtanorektikerinnen und Nicht-mehr-Anorektikerinnen. „Cut-off"-Score für die Einordnung in die anorektische Gruppe ist ein Wert von 30.

Bei einer 1982 durchgeführten Überprüfung von 1332 Londoner Schulmädchen im Alter zwischen 12 und 18 Jahren durch George Szmukler vom Institute of Psychiatry zeigte sich, daß 4,8 % über dem o. a. „Cut-off"-Score von 30 lagen. Lediglich 6 dieser 64 Mädchen hatten allerdings klare klinische Zeichen von Anorexie; weitere 4 erfüllten die diagnostischen Kriterien für Bulimia.

Clarke u. Palmer (1983) legten den EAT einer Gruppe von 156 Studentinnen der ersten 4 Semester einer englischen Universität vor (daneben auch 120 männliche Studenten). 11 % dieser Gruppe erzielten Ergebnisse größer als 30, und gaben damit Einstellungen zum Essen ähnlich denen anorektischer Mädchen an. Kein einziges Mitglied der Gruppe traf jedoch die Diagnosekriterien für Anorexie (allerdings bestanden klinisch auffällige Eßstörungen).

Garner u. Garfinkel (1979) berichten über einen Personenanteil von 7 % in der „normalen" Kontrollgruppe, der im Bereich der Überlappung mit den niedrigsten Scores der Anorektikerinnen liegt. In Anlehnung an Bruch (1973) verstehen sie diese Gruppe als die „dünnen Dicken", Individuen, deren psychologische Orientierung sich nicht deutlich von Patienten mit Anorexie unterscheidet – bis auf die Tatsache, daß sie nicht den klassischen Gewichtsverlust aufweisen.

2.5.2 Ergebnisse

In der hier vorliegenden Untersuchung lagen 3 ehemalige Patientinnen im Bereich zwischen 40 und 46 Punkten, weitere 6 zwischen 7 und 28 Punkten.[4]

Vergleicht man in Abb. 2 die Mittelwerte der Gruppen über und unter 30 Punkten miteinander und läßt Item 18 „trägst Du gern enge Kleidung?" einmal außer acht, weil es ein kultur- und modespezifisches Bias tragen könnte (ein Umstand, der vielleicht erklärt, weshalb sich bei diesem Item der Trend der Antworten der beiden Gruppen umkehrt), ergibt sich ein interessantes Bild. Es scheint nämlich, daß die „dünnen Dicken" (Bruch 1973) oder Pseudoanorektikerinnen, die sich auf Basis der medizinischen und klinisch-psychologischen

---

[4] Von dem männlichen Jugendlichen und der bei der medizinischen und klinisch-psychologischen Erhebung als „unverändert" eingestuften Patientin liegen keine EAT-Werte vor. Eine weitere Probandin ist offenbar rein technisch am Fragebogen gescheitert.

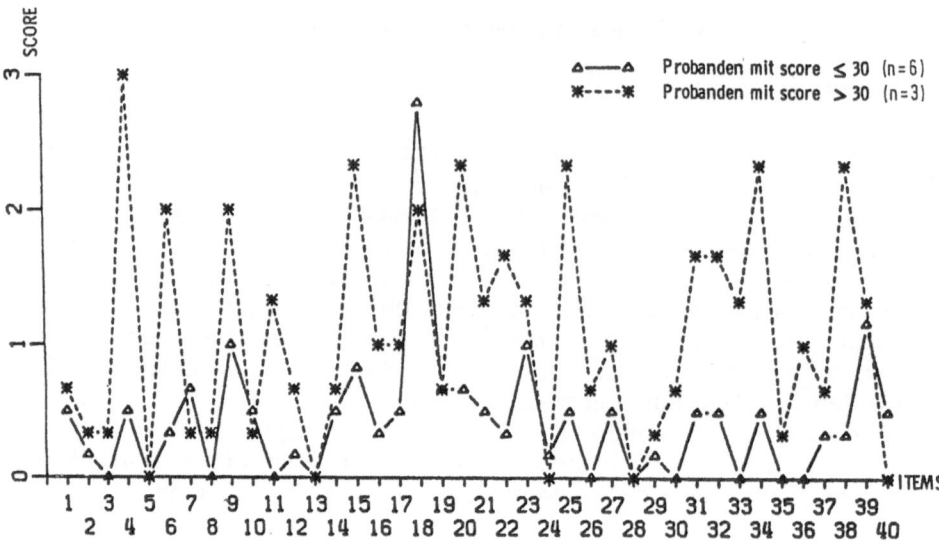

Abb. 2: Mittelwerte auf dem Eating Attitudes Test. (Nach Garner u. Garfinkel 1979)

Erhebung ja nicht von den restlichen Fällen unterscheiden, hier höhere Werte auf Items erzielen, die sich überwiegend auf Kognitionen beziehen (in Unterscheidung von *Eßverhalten*). Itembeispiele:

Item 4: „Ich habe Angst vor Übergewicht."
Item 6: „In Gedanken beschäftige ich mich ständig mit Essen."
Item 9: „Ich überlege mir immer den Kaloriengehalt von Nahrungsmitteln."
Item 34: „Ich verbringe zu viel Zeit damit, an Essen zu denken."
Item 38: „Ich finde es schön, wenn mein Magen leer ist."

Abbildung 3 zeigt die Mittelwerte und die Differenzen der Mittelwerte für beide Patientengruppen im Gesamt-EAT, auf den kognitiven Items (Nr. 4, 6, 9, 11, 14, 15, 20, 22, 25, 31, 32, 34, 38) und den nichtkognitiven Items (alle anderen).

2.5.3 Diskussion

In der Erstveröffentlichung gehen Garner u. Garfinkel (1979) von einem mittleren Score von 59 für Anorektikerinnen und von 11,4 für geheilte Anorektikerinnen („recovered") aus – leider jedoch ohne ihre Kriterien für „recovery" oder die Dauer des „follow up" zu benennen. Ein direkter Vergleich mit der Stichprobe der vorliegenden Untersuchung ist deshalb nicht möglich. Aufgrund der gefundenen Ergebnisse stellt sich die Frage, ob die bei einem Mittel von 43 liegende Dreiergruppe, obwohl äußerlich offensichtlich gut adaptiert, nicht „im Kopf" immer noch anorektisch ist. Selbstverständlich erlaubt die geringe Fallzahl der vorliegenden Untersuchung keine weitreichenden Verallgemeinerungen. Anscheinend besteht aber die Möglichkeit, daß die kognitiv-affektiven

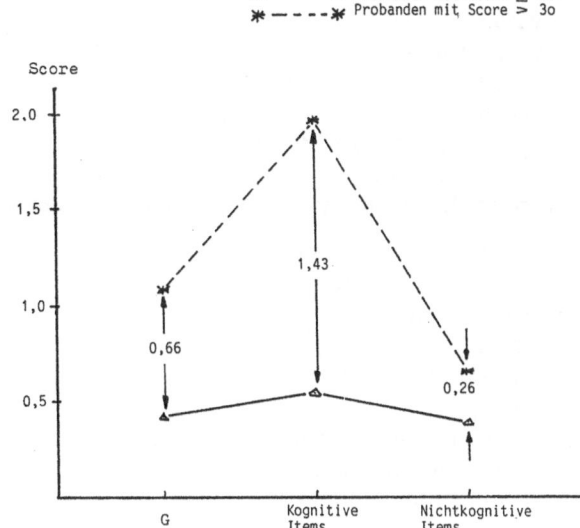

Δ————Δ Probanden mit Score ≤ 3o
✳ – – – ✳ Probanden mit Score > 3o

Abb. 3. Mittelwerte und Differenzen der Mittelwerte für beide Patientengruppen im Gesamt-EAT (G), auf den kognitiven Items und auf den nichtkognitiven Items

Einstellungen der betroffenen Heranwachsenden entweder therapeutischen Veränderungen gegenüber sehr viel resistenter sind als landläufig angenommen oder daß sie eine Charakteristik des langfristigen Verlaufs der Erkrankung sind.[5] Dieser Aspekt wurde in der Literatur bisher nicht hinreichend diskutiert.

Bedeutsam sind möglicherweise die klinischen Implikationen dieser Beobachtung. Für das therapeutische Vorgehen im konkreten Fall ist es nicht gleichgültig, ob eine Symptomremission zunächst auf der Verhaltensebene stattfinden soll, um dann eine Veränderung von Kognitionen und Einstellungen herbeizubringen oder umgekehrt. Einiges scheint dafür zu sprechen, daß im Fall dieser Untersuchung der erstgenannte Mechanismus gewirkt hat.

2.6 Einfluß der Behandlung auf die Partnerbeziehung der Eltern

2.6.1 Methode

Wie eingangs erwähnt, kann bei Annahme eines systemisch begründeten, familientherapeutischen Standpunkts davon ausgegangen werden, daß Veränderungen im Symptomverhalten mit Veränderungen verschiedener Aspekte des Familienlebens korrespondieren, welche längerfristig die Symptomverbesserung stabilisieren und einem Rückfall vorbeugen. Gleichzeitig sind solche Verände-

---

[5] Eine genaue Betrachtung der Ergebnisse läßt vermuten, daß niedrige EAT-Werte möglicherweise eher mit einer ausgedehnten Behandlungsdauer einhergehen. Nichtsdestoweniger führen Kurzbehandlungen (in 3–9 Sitzungen) zu beeindruckenden Resultaten hinsichtlich Gewichtszunahme, Stimmungsverbesserung, reicherem Sozialleben und erfolgreichem Schulbesuch.

rungen Voraussetzung dafür, daß eine Symptomverbesserung überhaupt möglich wird.

Azrin et al. (1973) haben zur Einschätzung von Veränderungen durch Partnerschaftstraining ein Meßinstrument, die Marital Happiness Scale (MHS) entwickelt, welches es erlaubt, auf einer 10-Punkte-Skala operationalisierte Bewertungen wichtiger Bereiche partnerschaftlichen Zusammenlebens zu erfassen. Die Bewertung erfolgt durch Selbsteinschätzung der Probanden auf 10 unterschiedlichen Items (der Originalfragebogen befindet sich im Anhang A):

1) „household responsibilities",
2) „rearing of children",
3) „social activities",
4) „money",
5) „communication",
6) „sex",
7) „academic or occupational progress",
8) „personal independence",
9) „spouse independence",
10) „general happiness".

Insgesamt kann auf der MHS ein Score von $10 \cdot 10$ Punkten erzielt werden.

Im klinischen Interview wurden die Eltern gebeten, jeweils unabhängig voneinander erst eine Beurteilung der bestehenden Situation vorzunehmen, um anschließend ein Urteil über den Zustand der Ehe bei Beginn der Behandlung abzugeben.

2.6.2 Ergebnisse

Bei einer Bilanz der 18 Väter und Mütter mit ihrer Beziehung vor Beginn der Behandlung und zum „Follow-up"-Zeitpunkt, d. h. einem Vergleich der Summenscores über alle Items der MHS, ergab sich eine deutliche Veränderung in Richtung einer generellen Höherbewertung oder einer größeren Zufriedenheit mit der Beziehung ($p < 0,025$; einseitig getestet).

In einigen Fällen ergaben sich dabei interessante Einzelbewegungen: In einem Fall erfolgte eine geringe Abwertung der Zufriedenheit mit der Ehe durch beide Partner: -1 (Vater), -12 (Mutter).

In einem anderen Fall traf die erhebliche Höherbewertung des Vaters von +27 auf eine gegenläufige, rückstufende Bewertung durch die Mutter vom genau gleichen Betrag. Bei 2 weiteren Paaren, die offensichtlich eine besonders positive Entwicklung genommen hatten, veränderten sich die Scores um 29 bzw. 33 Punkte aufwärts für die Väter und um 27 und 38 für die Mütter dieser Beziehungen.

Abbildung 4 gibt die Veränderungen auf der MHS für die 10 Väter wieder, für die die entsprechenden Angaben vorlagen. Waagerecht sind die negativen, senkrecht die positiven Veränderungen ablesbar.

Das Quadrat +3/-4 ist z. B. mit einem Vater „besetzt", der auf einem oder mehreren Items insgesamt 4 Punkte niedriger und auf einem oder mehreren

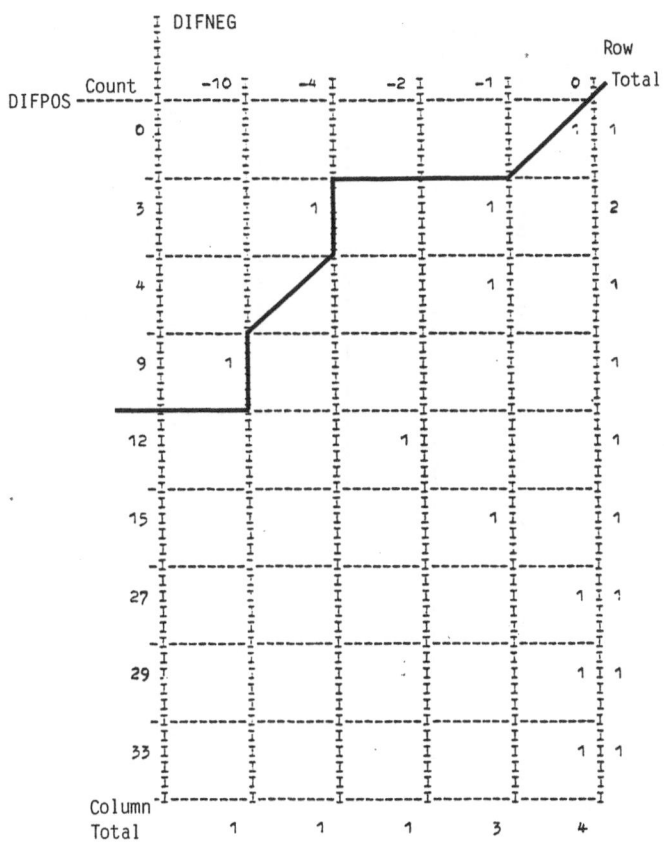

Abb. 4. Veränderungen auf der MHS für die Väter für die die entsprechenden Angaben vorlagen (n=10). *DIFNEG* Difference Father Negative, *DIFPOS* Difference Father Positive. Die numerischen Werte sind wie folgt gebildet: DIFNEG = $\sum_{P<C}$ (MHSFC$_i$-MHSFP$_i$), DIFPOS = $\sum_{P<C}$ (MHSFC$_i$-MHSFP$_i$). *MHSFC* Marital Happiness Scale, Father Current, *MHSFP* Marital Happiness Scale, Father Past

anderen Items insgesamt 3 Punkte höher gewertet hat. Es ist zu erkennen, daß sich lediglich 2 Väter in ihrem Urteil um je einen Punkt auf der MHS nach unten bewegt haben. Für alle anderen wird eine Aufwärtsbewegung unterschiedlichen Grades erkennbar. Außerdem ist abzulesen, daß sich die „Binnenbewegungen" hier in recht engen Grenzen halten (anders als bei den Müttern in Abb. 5).

Rechts unten auf Abb. 4 sind in vertikaler Ordnung 3 Väter mit Positivveränderungen von 27, 29 und 33 repräsentiert. Die dazugehörigen Mütter haben Entwicklungen von −27, +27 und +38 angegeben. Der rechts oben im O/O-Quadrat repräsentierte Vater korrespondiert mit einer Mutter, die sich mit ihrer Bewertung ebenfalls weder in der einen noch in der anderen Richtung verändert hat.

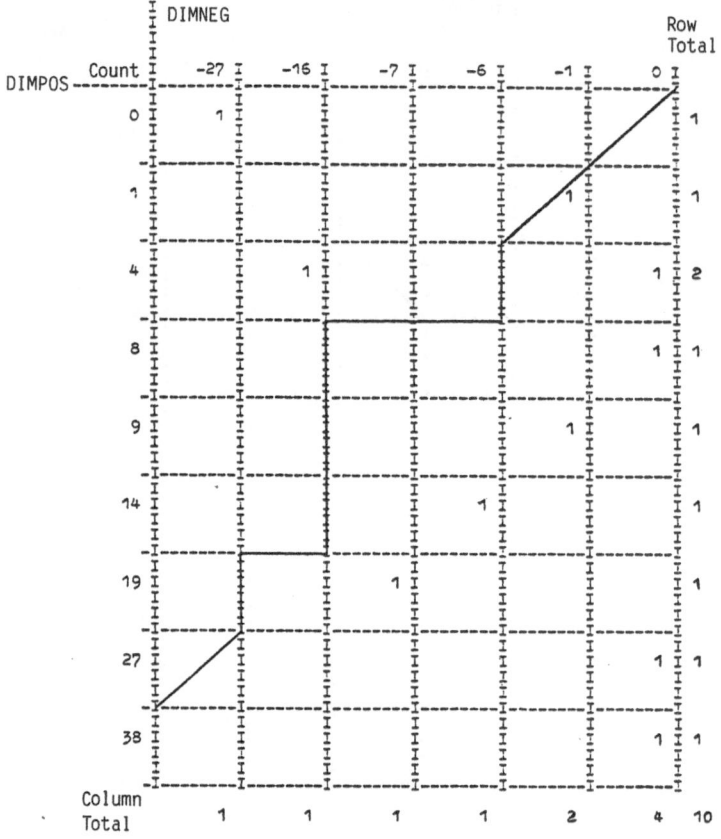

Abb. 5. Veränderungen bei den Müttern (n=10; Erklärungen s. Abb. 4)

Abbildung 5 entspricht der vorangegangenen, gibt aber die Veränderungen der Mütter wieder. Im großen und ganzen spiegelt sie eine ähnliche Entwicklung wieder. Teilweise ergeben sich aber auch extremere Veränderungen.[6]

Wie zuvor bei den Vätern, hat sich auch bei einer der Mütter keine Veränderung auf der MHS ergeben – wenn davon ausgegangen werden darf, daß eine Veränderung von je einem Punkt in beide Richtungen bei einem Maximalscore von 100 im wesentlichen Konstanz bedeutet.

Ebenfalls 2mal tritt eine niedrigere Bewertung auf. Anders als bei den Vätern ist sie hier deutlicher: –27 Punkte (ohne Ausgleich auf anderen Items) und –16 Punkte (bei teilweisem Ausgleich durch insgesamt 4 Punkte auf anderen Items).

---

[6] Für die Mütter allein liegt der Zuwachs auf der MHS gerade außerhalb allgemein akzeptierter statistischer Signifikanz, d. h. ist größer als p = 0,05. Dafür scheinen u. a. die extremen Abwertungen von –12 und –27 verantwortlich zu sein.

Wie aus den Abbildungen ersichtlich, ergänzen sich je 10 Väter und Mütter zu lediglich 9 Paaren. In einem Fall stand der männliche Partner nach Scheidung für das Interview nicht zur Verfügung; eine Mutter ist in der Zwischenzeit verstorben.

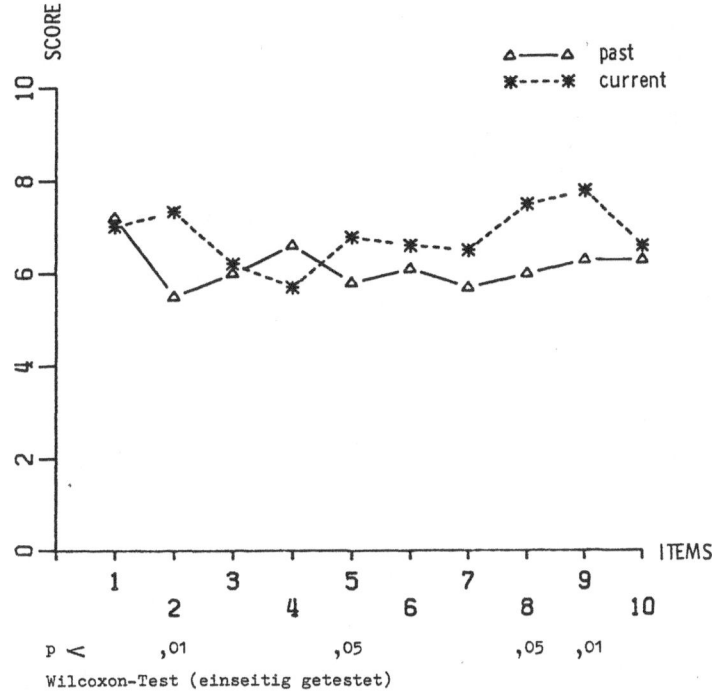

Abb. 6. Mittelwerte der Mütter auf der Marital Happiness Scale. (Nach Azrin et al. 1973)

Eine Höherbewertung von +38 Punkten ist gleichzeitig die extremste positive Veränderung aller 18 Partner.

Bei Betrachtung der Items (Abb. 6), von denen angenommen werden kann, daß sie (s. o.) nicht im offensichtlichen Fokus therapeutischer Bemühungen standen, durch Symptomverbesserung nur indirekt betroffen werden und damit tieferschichtige Veränderungen ausdrücken („symptomferne Items"), fällt auf, daß beide Geschlechter hier zum „follow up" ihre Beziehung positiver einschätzen: namentlich in den Bereichen „Kommunikation" (Item 5) und „Sex" (Item 6). Bei den Müttern zeigen sich hier Veränderungen von im Mittel 1–1,5 Punkten, bei den Vätern, noch darüber, von 1,5–2 Punkten (Abb. 7).

Bei den Items 2 („Erziehung der Kinder"), 3 („soziale Aktivitäten"), 8 („persönliche Unabhängigkeit") und 9 („Unabhängigkeit des Partners"), die alle in direkterem Zusammenhang mit den Krankheitsumständen stehen, haben sich ebenfalls deutlich positive Veränderungen ergeben. Abbildung 8 illustriert, wie sich die Unterschiede bei der Bewertung durch die Partner auf Itemebene verändert haben.

Zum Follow-up-Zeitpunkt haben die Partner ihre Beziehung auf den meisten Items nicht nur als verbessert eingeschätzt, sondern sich in ihren Bewertungen auch angeglichen. Dies Ergebnis entspricht der eingangs vorgestellten Hypothese über den therapeutischen Veränderungsprozeß. Auch hier drücken sich in den „symptomfernen" Aspekten partnerschaftlichen Zusammenseins mit die deutlichsten Veränderungen aus.

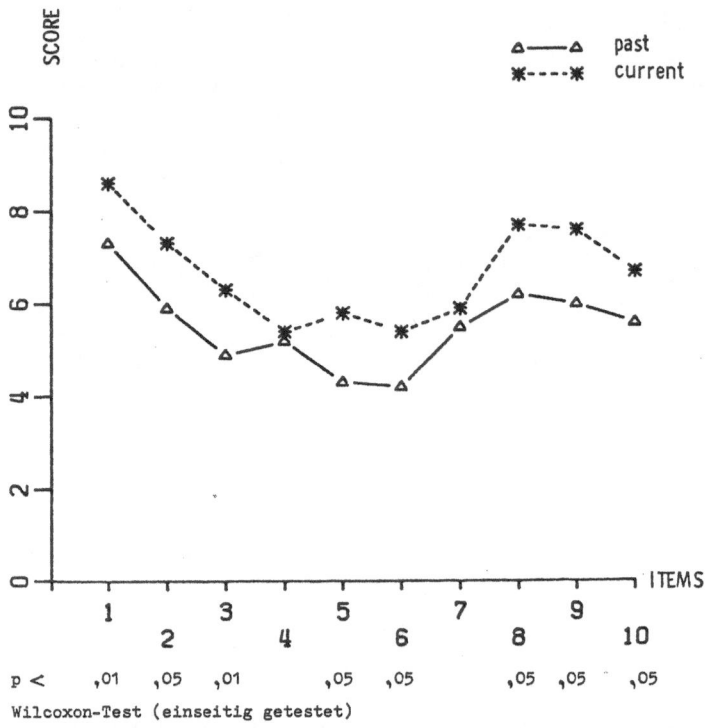

Abb. 7. Mittelwerte der Väter auf der Marital Happiness Scale. (Nach Azrin et al. 1973)

In Abb. 6 war zu erkennen gewesen, daß die Mütter ihre finanzielle Situation zum Untersuchungszeitpunkt ungünstiger beurteilen als vor Beginn der Behandlung (Item 4). In diesem Zusammenhang ist eine gesonderte Betrachtung von Item 7, „Zufriedenheit mit der eigenen Tätigkeitssituation" („occupational progress") interessant.

Abbildung 9 erlaubt im Zusammenhang mit der anschließenden Abbildung 10 eine detaillierte Betrachtung der Entwicklung der 9 Paare auf dem Item 7. Zunächst zur Abb. 9: Keines der 9 Paare bewertet die gegenwärtige Situation gemeinschaftlich niedriger als bei Behandlungsbeginn. Im Falle eines Paares hat sich für beide Partner keine Veränderung ergeben.

Bei 4 Paaren sind jeweils 2 Väter und Mütter der Ansicht, daß sich ihre Situation heute unbefriedigender darstellt als früher, während sich für ihre Partner keine Veränderung oder eine Verbesserung ergeben hat.

Die homogenste Entwicklung wird durch eine Gruppe von 3 Paaren repräsentiert, bei denen sich jeweils für beide Partner eine positive Entwicklung ergeben hat.

In der unteren Quadratzeile der Abb. 10 lassen sich neben den Indizes der beiden Mütter, die ihre Situation jetzt negativer beurteilen als zuvor, 2 Indizes von Müttern erkennen, die bereits in der Vergangenheit mit ihrer Tätigkeitssituation unzufriedener waren als ihre Partner (rechts unten). Zusammenfassend

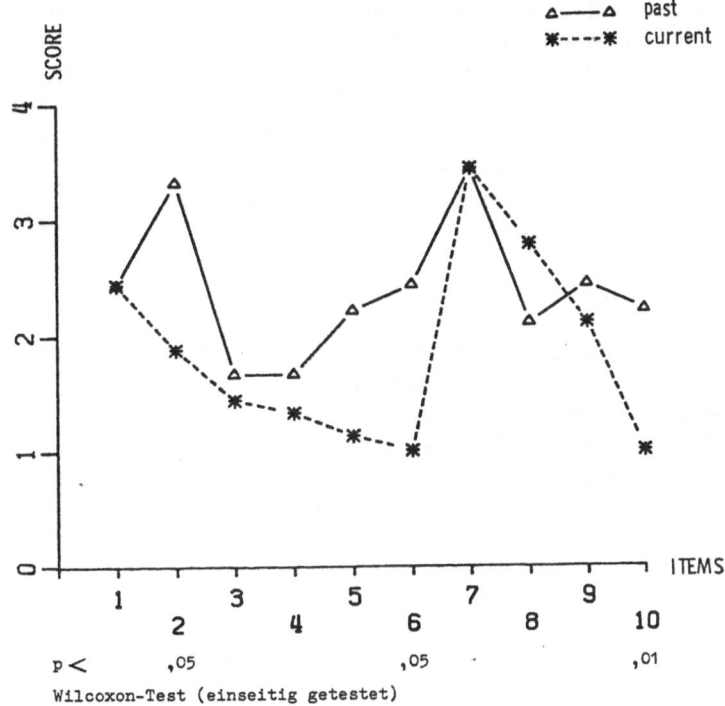

Abb. 8. Mittlere absolute Differenzen auf der Marital Happiness Scale zwischen Vätern und Müttern

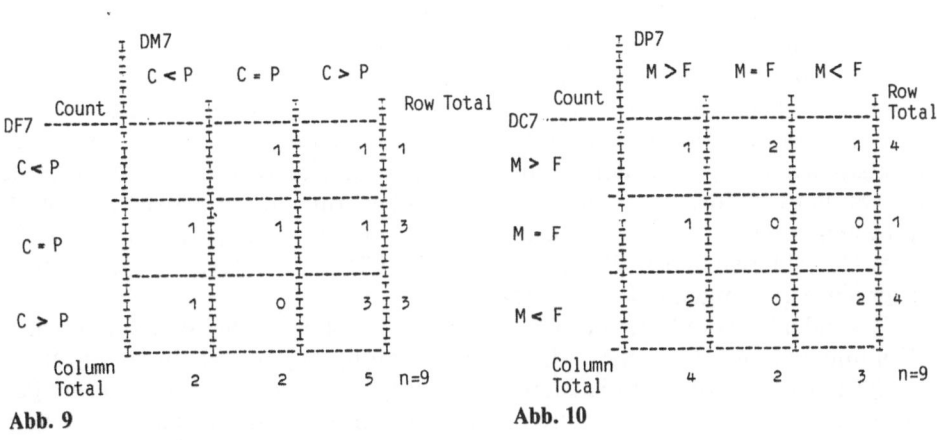

Abb. 9   **Abb. 10**

Abb. 9. *DM7* = MHSMC7 – MHSMP7
(Difference Mother Item 7 = MHS Rating Current – Past);
DF7 = MHSFC7 – MHSFP7;
C, P Current kleiner, gleich, größer Past
Abb. 10. *DP* = MHSFP – MHSMP (Difference Past = . . .)
(M>F, M = F, M<F);
DC = MHSFC – MHSMC (Difference Current = . . .)

wird deutlich, daß in beinahe der Hälfte der Fälle (4 von 9), die Frauen mit ihrer Tätigkeitssituation jetzt weniger zufrieden sind als zuvor.

Anders stellt sich die Entwicklung bei den Männern dar. Während in der Vergangenheit 4mal niedrigere Bewertungen als bei den Frauen angegeben wurden, blieb diese Situation in lediglich einem Fall genauso bestehen. In einem weiteren Fall erfolgt jetzt eine Gleichbewertung durch beide Partner, in 2 Fällen (s. oben) hat sich das Verhältnis umgekehrt.

2.6.3 Diskussion

Nach wie vor besteht eine erhebliche Diskrepanz in den Urteilen der zusammengehörigen Partner hinsichtlich ihrer Zufriedenheit mit der Tätigkeitssituation. Es ist nicht ausgeschlossen, daß hier eine über die familiensystemische Betrachtung hinausgehende, auf gesellschaftliche Zusammenhänge verweisende Variable ihren Einfluß zu erkennen gibt: die oft unbefriedigende berufliche Situation von Müttern, die nach langjähriger überwiegender Belastung mit Haushalt und Kindern nach einer Veränderung suchen, die ihnen eine andere Selbstverwirklichung ermöglichen soll.

Mehr als andere therapeutische Modelle und Behandlungsverfahren geht die Familientherapie davon aus, daß Symptome nicht für sich bewertet werden können, sondern unter dem Gesichtspunkt ihres Beziehungsaspekts erst in der Interaktion mit anderen ihre Bedeutung erkennen lassen.

Die Hypothese, daß Kinder mit Symptomen ihren Müttern ersatzweise Aufgaben zuweisen, an denen sie Verantwortung und Kompetenz demonstrieren können - wodurch sie u. U. vor eigenen depressiven Symptomen bewahrt bleiben -, kann Berechtigung aufgrund klinischer Erfahrung für sich in Anspruch nehmen und weist häufig die Richtung für erfolgreiche Therapiemaßnahmen. Sie ist aber insgesamt empirisch nicht fundiert genug, um als ausschließliche Erklärung für den obigen Zusammenhang dienen zu können (der wäre: Die Mütter sind mit ihrer Tätigkeit jetzt unzufriedener, weil sie infolge Wegfalls der Symptome der Töchter weniger Aufgaben haben). Andererseits scheint hier ein Zusammenhang mit den Beobachtungen von Crisp et al. (1974) zu bestehen. Die Autoren beobachteten nämlich ein Ansteigen psychoneurotischer Charakteristika bei Eltern anorektischer Töchter im Verlaufe symptomatischer Verbesserungen bei der Erkrankung.

Besonders für die Väter der Untersuchungsgruppe gilt, daß in den Bereichen „Kommunikation" und „Sex", die vor Behandlungsbeginn scheinbar am unbefriedigsten waren, die deutlichsten Veränderungen erzielt wurden. Mit einigen Einschränkungen gilt gleiches auch für die Mütter. Diese hatten aber auf „symptomnäheren" Items noch deutlichere Verbesserungen.

Es zeigt sich darin eine Parallele zu der Untersuchung von Azrin et al. (1973) an 12 Paaren, wo sich auf den gleichen Items die niedrigsten Ausgangsbewertungen und die größten Verbesserungen ergaben (ca. 3 Punkte).

Da bei der Familienbehandlung im Unterschied zum Programm der obengenannten Autoren diese Bereiche nicht Gegenstand der Therapie waren und auch der Follow-up-Zeitraum sehr viel länger ist (im Mittel 30 Monate, gegenüber einem Monat bei den genannten Autoren), beeindruckt das hier gefundene Ergebnis.

Insgesamt entsteht der Eindruck, daß die Väter seit Beginn der Familienbehandlung und danach Veränderungen erlebt haben, die sie in besonders positiven Bewertungen ausdrücken. Offensichtlich haben auch die zu ihnen gehörigen Frauen in ihren Partnerschaften an Zufriedenheit gewonnen, aber insgesamt nicht so eindeutig und nicht in so vielen Bereichen wie ihre Männer.

2.7 Einschätzung der Behandlung durch die Eltern

2.7.1 Primäre Analyse von Elternantworten

Methode

Für eine Follow-up-Untersuchung an 42 ehemaligen Therapiefamilien des Family Institute in Cardiff (Wales), die wegen unterschiedlicher individueller Probleme und wegen Familienproblemen überwiesen worden waren, haben Frude u. Dowling (1980) einen entsprechenden Fragebogen entwickelt, der nach geringfügigen Veränderungen auch für diese Untersuchung brauchbar war. Der Fragebogen erlaubt auf 3-stufigen Skalen Antworten auf Fragen wie:

- „Insgesamt gesehen, war die Familientherapie hilfreich? Überhaupt nicht? . . . etwas? . . . sehr?"
- „Glauben Sie, die Therapie hat Ihnen geholfen, sich selbst besser zu verstehen?"
- „Waren Sie manchmal ärgerlich auf den Therapeuten?"

Die Items wurden von Frude u. Dowling zu 3 Gruppen, die die unterschiedlichen Parameter des Therapieergebnisses darstellen, zusammengefaßt:

1) Selbsterleben der Sitzungen,
2) therapeutische Effektivität hinsichtlich der ursprünglichen Probleme,
3) therapeutische Effektivität hinsichtlich der Entwicklung des Familienlebens.

Um zu überprüfen, ob diese Einteilung auch für die hier untersuchte Klientel übernommen werden konnte, wurde sie mittels einer Clusteranalyse auf ihre interne Validität untersucht. Das Ergebnis bestätigte im wesentlichen die ursprüngliche Einteilung (vgl. S. 74f u. S. 80f). Drei zusätzlich aufgenommene Items mußten wegen ihrer inkompatiblen Skalierung zu einer separaten Gruppe zusammengefaßt werden. Der Originalfragebogen mit 20 Items befindet sich im Anhang A.

In einer primären Ergebnisanalyse der Fragebogenantworten wird zunächst eine Häufigkeitsauszählung vorgenommen. In der anschließenden sekundären Analyse werden Beziehungen zwischen den Veränderungsparametern (Itemclustern) untersucht.

Ergebnisse

Primäre Fragebogenanalyse I: Selbsterleben der Sitzungen

Item 3:   Alle Väter (10 von 10) und fast alle Mütter (10 von 11) fühlten sich wenigstens manchmal während der Sitzungen unwohl. 3 Väter und 6 Mütter gaben an, sich durchgängig unwohl gefühlt zu haben.

Item 4:   8 von 10 Vätern und 7 von 11 Müttern gaben an, sich während der Sitzungen wenigstens manchmal unangenehm oder peinlich berührt gefühlt zu haben.

Item 5:   Die Hälfte der Väter (5 von 10) und 9 von 11 Müttern waren wenigstens manchmal auf den Therapeuten ärgerlich.

Item 6:   Gleichzeitig empfanden jedoch 6 von 10 Vätern manchmal und 8 von 11 Müttern manchmal oder häufig Zuneigung zu dem oder der Therapeutin.

Item 7:   Weiterhin erlebten 9 von 10 Vätern und 10 von 11 Müttern den Therapeuten als überwiegend um sie bemüht und mitfühlend.

Item 8:   Beinahe alle Väter (9 von 10) und die meisten Mütter (8 von 11) sahen sich wenigstens gelegentlich dem Therapeuten emotional verbunden.

Primäre Fragebogenanalyse II: Effektivität hinsichtlich der Anorexia nervosa

Item 1:   8 von 10 Vätern und 8 von 11 Müttern beurteilten die familientherapeutischen Sitzungen jeweils zur Hälfte als etwas oder extrem hilfreich.

Item 9:   Etwa $3/4$ der Väter (7 von 10) und die Hälfte der Mütter (5 von 11) sagten, die Anorexie hätte sich durch die Familienbehandlung gebessert. Andererseits meinten 2 von 10 Vätern und 4 von 11 Müttern, das Problem hätte sich eher verschlimmert.

Item 10:   Die Frage, ob bei der Patientin nach Beendigung der Therapie ein neues Problem an die Stelle der Anorexie getreten sei, verneinten 4 von 9 Vätern und 7 von 10 Müttern. 3 von 9 Vätern und eine Mutter waren der Ansicht, daß vielleicht ein anderes Problem aufgetreten sei. Jeweils 2 Väter und Mütter waren ganz sicher, daß ein neues Problem an die Stelle des alten getreten sei.

Item 15:   Ungefähr die Hälfte der Väter (6 von 10) und Mütter (5 von 11) würde Bekannten mit einem ähnlichen Problem in der Familie ganz sicher eine Familienbehandlung empfehlen; jeweils 2 Väter und Mütter würden eine solche Empfehlung vielleicht geben.

Primäre Fragebogenanalyse III: Effektivität hinsichtlich der Entwicklung des Familienlebens

Item 2:   Jeweils $2/3$ der Väter (7 von 10) und Mütter (7 von 11) fühlten sich geholfen, sich selbst etwas oder sehr viel besser zu verstehen.

Item 11:   Auf die Frage, wie sie jetzt die Familiensituation einschätzen, antworteten 5 von 9 Vätern und 7 von 10 Müttern, die Situation habe sich verbessert. Diese Entwicklung ist sehr eindeutig. Keine der Mütter und lediglich ein Vater waren der Ansicht, die Situation sei jetzt insgesamt schlechter.

Item 12:   Für jeweils mehr als die Hälfte der Väter und Mütter (6 von 10 und 6 von 11) hat sich die Kommunikation in der Familie verbessert.

Item 13:   Fast alle Väter und der weitaus größte Teil der Mütter (8 von 9 und 8 von 11) waren der Ansicht, sie würden andere Familienmitglieder jetzt besser verstehen.

Item 14:   Für die Hälfte der Väter (5 von 10) und 4 von 11 Müttern haben sich auch persönliche Beziehungen außerhalb der Familie verbessert.

Item 16:   Die Hälfte der Väter (5 von 10) und 7 von 11 Müttern haben jetzt positivere Gefühle für ihr Kind.

Item 19:   Auf die Frage, ob irgendein anderes psychologisches oder medizinisches Problem unklaren Ursprungs nach Beginn der Behandlung in der Familie aufgetreten sei, z. B. Ängste, Depressionen, Herzprobleme, antworteten die Eltern wie folgt: Beinahe die Hälfte aller Eltern (4 von 10 Vätern und 5 von 11 Müttern) war der Ansicht, so ein Problem sei definitiv aufgetreten. Jeweils 2 weitere Väter und Mütter glaubten, ein solches Problem sei möglicherweise aufgetreten.

Item 20:   Bezogen auf Item 19 wurden die Mütter etwas häufiger (durch 2 von 6 Vätern und 3 von 7 Müttern) als die Väter (durch 2 von 6 Vätern und nur 1 von 7 Müttern) als die Betroffenen genannt. Jeweils einer von 6 Vätern und eine von 7 Müttern nannten entweder das gleiche Kind oder beide Elternteile als den oder die Betroffenen.
Lediglich einmal wurde ein anderes Geschwister von seiner Mutter als betroffen genannt.

Primäre Fragebogenanalyse IV: Nichtgruppierte Items

Item 17:   Genau ¹/3 der Eltern gab an, nach Abschluß der Familienbehandlung weitere Therapie zur Verbesserung der Anorexie erhalten zu haben (4 von 10 Vätern; 3 von 11 Müttern).

Item 18:   Auf die Frage, welcher Problembereich sich durch die Familienbehandlung zuerst verbessert hätte, nannten jeweils 3 Väter (n=10) und Mütter (n=11) die Anorexie zuerst.
Für 2 Väter (keine Mutter) ergab sich zuerst eine Verbesserung der Familienatmosphäre. Eine gleichzeitige Verbesserung der Familienatmosphäre und der Anorexie wurde von jeweils 2 Elternteilen festgestellt.

Diskussion

Die Elternantworten auf die Items zum Selbsterlebensaspekt der Sitzungen lassen das Bild einer intensiven und bemühten Behandlung entstehen, die starke Gefühle geweckt hat. Die qualitativ unterschiedlichen Gefühle stehen dabei wahrscheinlich weniger zueinander im Widerspruch, als es oberflächlich scheint. Eher kann man annehmen, daß es dem Therapeuten oder der Therapeutin gelungen ist, unterschiedliche Affektebenen für die Therapie zu funktionalisieren.

Bei den Antworten zum Itemkomplex „Effektivität hinsichtlich der Anorexie" waren gut ¾ der Eltern der Ansicht, die Familienbehandlung sei insgesamt hilfreich gewesen. Etwas geringer war die Zahl der Eltern, die eine Verbesserung der Anorexie als Ergebnis der Familienbehandlung festgestellt hatten. Zwei Drittel der zusammengehörigen Elternpaare in der Untersuchungsgruppe würden Bekannten mit einem ähnlichen Problem wahrscheinlich die Aufnahme einer Familientherapie empfehlen. Diese positive Einstellung steht möglicherweise mit der von ¾ der Paare gemachten Erfahrungen in Verbindung, daß sie andere Familienmitglieder jetzt besser verstehen können.

Die Zahl der Eltern, die Bekannten u. U. die Aufnahme einer Familienbehandlung empfehlen würden, ist insgesamt etwas größer als die Zahl der Eltern, die eine Verbesserung der Anorexie durch die Behandlung feststellen konnten. Daher besteht folgende Möglichkeit. Durch die Behandlung könnten langfristig und verzögert wirkende psychische Wachstumsbedingungen geschaffen worden sein, die einer weiteren Verbesserung der Erkrankung den Weg bereitet haben, aber nicht bei Therapieende bereits klar erkennbar waren. Außerdem kann angenommen werden, daß ein Teil der Eltern die Behandlung als persönlich hilfreich erlebt hat, während sich Verbesserungen bei der Anorexie erst später ergeben haben.

Interessant ist auch, daß scheinbar negativ getönte Gefühle wie gelegentlicher Ärger auf den Therapeuten und unangenehmes oder peinliches Berührtsein einer erfolgreichen Behandlung nicht entgegenstehen müssen.

Bei der Beurteilung der Behandlung unter dem Gesichtspunkt der Entwicklung des Familienlebens werden von den meisten Eltern Verbesserungen in wichtigen Bereichen inner- und außerhalb der Familie berichtet. Ein Teil der Eltern vertritt diese Ansicht jedoch nicht.

Bemerkenswert ist die Häufigkeit, mit der andere Familienmitglieder, überwiegend die Eltern, neue Krankheitssymptome hervorgebracht haben. Depressionen wurden dabei vornehmlich für die Mütter und insgesamt am häufigsten genannt. In 2 Fällen wurde von Herzproblemen bei den Vätern berichtet. Der Bruder einer Patientin entwickelte eine schizophrene Erkrankung. Die Mutter einer Patientin verstarb im Zeitraum seit Beendigung der Therapie an Krebs.

Durch Konzepte wie das der Familienhomöostasis, der Delegation, des Sündenbocks, der Triangulisierung, des Vermächtnisses oder des Kreuzträgers für die Familie wird von verschiedenen familientherapeutischen Schulen unterstrichen, wie stark die Wechselwirkungen zwischen individuellen Symptomen und den Erlebnis- und Handlungsweisen der übrigen Familienmitglieder sind – z. T. über mehrere Generationen hinweg. Das relativ häufige Auftreten von neuen Symptomen bei anderen Familienmitgliedern während oder nach der erfolgreichen Behandlung der überwiesenen Patientin kann vor diesem Hintergrund verstanden werden. Crisp et al. (1974) haben eine ähnliche Beobachtung gemacht. Die Eltern zahlreicher Patientinnen in ihrer Untersuchung reagierten auf die zunehmende Erholung ihrer Tochter mit erhöhtem Neurotizismus.

Die weitere Analyse der Elternantworten ergab, daß 6 Elternteile aus 3 Familien weder eine Verbesserung der Anorexia nervosa noch der Familienatmosphäre als Ergebnis der Familienbehandlung festgestellt hatten. Gleichzeitig gaben diese Eltern an, im Anschluß an die hier untersuchte Behandlung habe ihre Tochter eine weitere Therapie für die gleiche Erkrankung bekommen.

Es ist bemerkenswert, daß es die Familien dieser 3 Elternpaare waren, bei denen sich im klinischen Interview die deutlichsten Behinderungen der familiären Interaktionen zeigten. In 2 Fällen lehnten die ehemaligen Patienten es ab, mit dem Untersucher ein Gespräch zu führen, und sie waren auch durch die Eltern nicht dazu zu bewegen. Die gleichen Jugendlichen waren auch nicht bereit, den Eating Attitudes Test zu beantworten. Eine der Jugendlichen war das eingangs als einzig unverbessert eingestufte Mädchen. Beim zweiten Fall handelte es sich um den einzigen Jungen in der interviewten Stichprobe. Hier sahen sich die Eltern nicht in der Lage, ihren Einfluß geltend zu machen, weil sie ihren Jungen vor „traumatischen" Erinnerungen schützen wollten. Im Anschluß an die ambulante Familienbehandlung waren für diesen Jungen 2 weitere stationäre Behandlungen erforderlich geworden, ohne daß sich dadurch für seine psychosoziale Anpassung ein vollkommen befriedigendes Ergebnis ergeben hätte. Körperlich war der Junge gut erholt.

Im Falle des oben vorgestellten Mädchens waren bereits vor der Überweisung zur Familientherapie mehrere erfolglose stationäre Behandlungsversuche unternommen worden. Der nach der Familienbehandlung begonnene neue stationäre Therapieversuch blieb ebenfalls weitgehend erfolglos.

Bei dem dritten Fall handelte es sich um eine Jugendliche, die sowohl körperlich wiederhergestellt als auch psychosozial befriedigend angepaßt wirkte. Sie stimmte einem Interview unter der Voraussetzung zu, daß dieses ohne ihre Eltern stattfinden würde. In einem separaten Gespräch mit den Eltern versuchte die Mutter den Untersucher zu überreden, ihrem Kind zu empfehlen, sich einer weiteren Behandlung zu unterziehen. Sie, die Eltern, wären nicht in der Lage, mit ihrem Kind zu reden. Die Tochter selbst plante, möglichst schnell nach Abschluß ihres bevorstehenden Abiturs von zu Hause auszuziehen. Der Vater dieser Jugendlichen ist ungefähr zum Zeitpunkt der Beendigung der Familienbehandlung von seinem Hausarzt für mehrere Monate wegen Streß- undngstsymptomen arbeitsunfähig geschrieben worden, während sich die Mutter einer kürzeren psychotherapeutischen Behandlung unterzogen hatte.

In den verbleibenden 3 Fällen, in denen Mütter geantwortet hatten, weder Anorexie noch Familienatmosphäre hätten sich durch die Familienbehandlung verbessert, standen diese mit ihrer Ansicht im Gegensatz zu ihren Partnern. Zweimal gaben hier die Ehemänner an, entweder hätte sich zuerst die Anorexie verbessert oder diese und die Familienatmosphäre gleichzeitig. Die Jugendlichen selbst machten einen gut erholten Eindruck. Die Familieninteraktionen schienen nicht wesentlich belastet. Im 3. Fall erfolgte einige Zeit nach der Behandlung die Trennung und Scheidung der Eltern. Zum Zeitpunkt der Untersuchung war die Jugendliche beim Hausarzt in Behandlung und erhielt Medikamente wegen depressiver Beschwerden. Ihr Bruder hatte in der Zwischenzeit eine schizophrene Erkrankung entwickelt. Äußerungen der Mutter legten nahe, daß der Vater sich in eigener psychotherapeutischer Behandlung befunden hatte.

Insgesamt ergibt sich für den Zusammenhang von Anschlußbehandlungen und symptomatischer Erholung bzw. Verbesserung des Familienlebens der Eindruck, daß in Fällen, in denen nach Ansicht beider Eltern nicht gleichzeitig oder aufeinander folgend Verbesserungen in beiden Bereichen erzielt werden konnten, neue stationäre Behandlungen erforderlich wurden.

2.7.2 Sekundäre Analyse von Elternantworten - Beziehungen zwischen den Veränderungsparametern

Die Parameter waren:
1) Selbsterleben der Sitzungen,
2) Effektivität hinsichtlich der Anorexia nervosa,
3) Effektivität hinsichtlich der Entwicklung des Familienlebens.

Methode

Es sollte untersucht werden, in welche Beziehung diese Parameter durch das Elternurteil gesetzt wurden. Die Untersuchungshypothese war, daß ohne positive Einschätzung des Selbsterlebenaspekts der Behandlung keine hohe Effektivität weder für die Verbesserung der Anorexiesymptome noch für die Entwicklung des Familienlebens erwartet werden durfte. Weiterhin war angenommen worden, daß Veränderungen bei der anorektischen Symptomatik und im Familienleben von den Eltern ungefähr gleichzeitig wahrgenommen werden würden.

Für alle individuellen Elternteile wurden Summenscores und anschließend Mittelwerte für die Itemgruppen gebildet, die als Ergebnis der Clusteranalyse entstanden waren. Diese Variablen oder „Veränderungsparamter" (nach inhaltlicher Bezeichnung) konnten dann auf mögliche Korrelation miteinander (Rangkorrelationen nach Spearman) überprüft werden. Dabei ergab sich das folgende Bild:

Ergebnisse

1) Für beide Elternteile ergab sich ein deutlicher Zusammenhang zwischen dem Selbsterleben der Sitzungen und der Effektivität der Behandlung hinsichtlich der Anorexie. Für die Mütter war $r_s = 0,64$ (p=0,05); für die Väter $r_s = 0,72$ (p=0,01).[7]
2) Bei der Einschätzung sowohl des Selbsterlebens als auch der Effektivität bezüglich der Anorexie stimmten beide Eltern in ihrem Urteil hoch überein. Für den ersten Zusammenhang war $r_s = 0,66$ (p=0,05), für den zweiten $r_s = 0,75$ (p=0,01).
3) Beide Eltern sahen keinen direkten Einfluß des Therapieklimas auf die Entwicklung des Familienlebens. Väter: $r_s = 0,33$; Mütter: $r_s = 0,31$.
4) Während die Mütter keinen direkten Einfluß der Symptomverbesserung auf das Familienleben sehen konnten, $r_s = 0,31$, sahen die Väter hierbei einen sehr deutlichen Zusammenhang: $r_s = 0,75$ (p=0,01).

Diskussion

Eine Betrachtung in Verbindung mit den Elternantworten zu Item 18 („Was hat sich zuerst verändert?") legt nahe, den folgenden Prozeß anzunehmen: Als Ergebnis von therapeutischen Sitzungen, die sich durch ein positives Klima auszeichnen, treten zunächst Zustandsverbesserungen bei der überwiesenen

---

[7] r_s = Korrelationskoeffizient nach Spearman, p = Signifikanzniveau.

Patientin ein. Möglicherweise gleichzeitig, wahrscheinlich aber anschließend, werden von den Eltern Erleichterungen und Verbesserungen im Familienleben wahrgenommen. Bereits im vorigen Abschnitt war bei der Analyse der Antworten zu Item 18 aufgefallen, daß nur 2 Eltern angegeben hatten, infolge der Behandlung sei es zuerst zu einer Verbesserung im Familienleben gekommen. Diese Verteilung der Antworten wird durch die Korrelationen der Veränderungsparameter bestätigt. Es ist erstaunlich, mit welcher Deutlichkeit sich positive Veränderungen im Familienleben nachrangig zu symptomatischen Verbesserungen einstellen, die doch ihrerseits durch positives Selbsterleben der Sitzungen vermittelt zu sein scheinen. Theoretisch könnte das positive Erleben der Sitzungen durchaus direkt mit einer Verbesserung auch des Familienlebens in Verbindung stehen.

In der Untersuchungshypothese war mit Blick auf die Reihenfolge der Veränderungen im symptomatischen Bereich und im Familienleben davon ausgegangen worden, daß diese simultan auftreten und gegenseitig bedingt sein müßten. Da die Eltern sich aber nicht ausdrücklich mit der Bitte um Familientherapie an die Klinik gewandt hatten, kann davon ausgegangen werden, daß symptomatische Veränderungen von ihnen mit höherer Präferenz wahrgenommen worden sind. Darüber hinaus ist anzunehmen, daß die Eltern eine Verbesserung des Familienlebens eher als Ergebnis von Symptomverbesserung konzeptualisieren konnten als umgekehrt. Diese Sicht der Eltern wurde möglicherweise noch durch das Therapiekonzept verstärkt, bei dem der Fokus der therapeutischen Bemühungen zunächst weitgehend auf dem symptomatischen Verhalten der überwiesenen Patientin blieb.

Für diese „verdeckte" Form der Behandlung gibt es gute Gründe. In dem Maße, in dem sich für die Eltern ihre Interpretation der Situation als Mitbehandelnde ihrer kranken Tochter über Mitbehandelte zu Behandelten verschiebt, kann mit dem Auftreten von Abwehr gerechnet werden. Wenn diese auch nicht unbedingt zum Abbruch der Behandlung führen muß, so kann sie doch zu geringerer Mitarbeitsbereitschaft und zur Attribuierung von Veränderungen an andere als spezifisch therapeutische Einflüsse führen.[8]

Bei der Beurteilung des Zusammenhangs zwischen Klima der Sitzungen und Effektivität der Behandlung für die Anorexie zeigten die Eltern Konsens. Für die Väter wirkte sich darüber hinaus die Verbesserung der Symptome sehr positiv auf das Familienklima aus. Es ist daher berechtigt, anzunehmen, daß Väter, die im Rahmen einer Familientherapie an der Behandlung ihrer anorektischen Tochter beteiligt werden, darin einen positiven Beitrag zur Verbesserung des Familienlebens sehen.

Während für die Väter infolge der Symptomverbesserung auch das Familienleben wieder in Ordnung zu sein schien, war das für die Mütter offensichtlich

---

[8] Frude u. Dowling (1980) diskutieren ihre Beobachtung, daß „strategisch" (im Unterschied zu „strukturell") behandelte Familien bzw. Angehörige häufiger äußerten, Familientherapie sei nicht besonders hilfreich gewesen, obwohl sich gleichzeitig Symptomverbesserungen gezeigt hatten.
Aufgrund der häufigeren Verwendung verdeckter, paradoxer Techniken in „strategischen" Behandlungen, so die Meinung der Autoren, nehmen die Patienten zwar symptomatische Veränderungen wahr, aber nicht unbedingt als Resultat der spezifischen Behandlung.

nicht zwangsläufig der Fall. Sie sahen kaum einen Zusammenhang zwischen Selbsterleben der Sitzungen und Entwicklung des Familienlebens und nur eine geringe Beziehung zwischen Symptomverbesserung und Familienleben. In Hinblick auf die Ergebnisse der Marital Happiness Scale fällt in diesem Zusammenhang auf, daß auf einem Item auch zum „Follow-up"-Zeitpunkt noch eine erhebliche Diskrepanz zwischen den Partnern bestand: hinsichtlich der Zufriedenheit mit der eigenen Tätigkeitssituation (Item 7). Die Frauen sahen die Situation als insgesamt weniger verbessert an als die Männer.

Auch bei der Analyse der Veränderungsparameter bestätigt sich der Eindruck, daß die Väter ihre Teilnahme an der Behandlung besonders positiv erlebt haben.

2.8 Häufig genannte Beschwerden, Ursachenvermutungen und Behandlungserwartungen

Die im vorangegangenen Kapitel diskutierten Ergebnisse legen nahe, daß der Behandlungserfolg auch davon abhängt, wie die Therapie erlebt wird. Aus klinischer Erfahrung spricht einiges dafür, daß das Selbsterleben durch Einstellungen und Erwartungen vermittelt wird, über die die Familienmitglieder bereits vor Behandlungsbeginn verfügen. Bei den Eltern sind dies nicht zuletzt Annahmen darüber, was die Krankheit ihrer Tochter verursacht haben mag und wie ihr am besten geholfen werden könnte. Diese Erwartungen bzw. laienätiologischen Vorstellungen präformieren möglicherweise selbst die an den Jugendlichen wahrgenommenen Symptome.

Die folgenden Untersuchungen legen nahe, daß elterliche Annahmen oder Beobachtungen ein mehr oder weniger verzerrtes Bild der Wirklichkeit abgeben.

In einer Untersuchung über psychoneurotische Charakteristika der Eltern an Anorexia nervosa erkrankter Jugendlicher kommen Crisp et al. (1974) zu der Ansicht, daß eine Art Gleichgewicht zwischen dem Zustand der Patientin und dem der Eltern besteht: Während die Eltern zum Überweisungszeitpunkt auf entsprechenden Neurotizismusmaßen nicht von einer Vergleichsstichprobe abweichen, steigen ihre Werte deutlich an, wenn sich der Zustand ihrer Tochter durch die Behandlung bessert. Zum Überweisungszeitpunkt, so die Autoren, ist der größte Teil der Familienpsychopathologie und Morbidität noch im Patienten deponiert. Weiterhin wird argumentiert, daß die Krankheit der Tochter manchmal eine Schutzfunktion für einen oder beide Elternteile zu haben scheint, besonders, wenn die Beziehung zwischen den Partnern schlecht ist.

In Rückgriff auf psychodynamische Konzepte kommen Neraal et al. (1978) in einer Untersuchung an Kindern mit unterschiedlichen Symptomen zu der Ansicht, daß die Angaben bzw. Vermutungen von Eltern bezüglich Symptomatik, Ursachen und Behandlungserwartungen beim Besuch in einer Beratungsstelle nicht „objektive", sondern durch eigene Konfliktabwehr verzerrte Vorstellungen sind.

Im folgenden soll untersucht werden, ob und inwieweit die unterschiedlichen Erfahrungen und Urteile über den Behandlungsverlauf mit identifizierbaren Variablen in Verbindung stehen, die sich in den elterlichen Erwartungen und Deutungsmustern durchsetzen.

2.8.1 Methode

Beim Untersuchungstermin wurden den Eltern separat Fragebogen vorgelegt, die sich auf die vor Therapiebeginn beobachteten Beschwerden, die von den Eltern angenommenen Ursachen, ihre Behandlungserwartungen und Einschätzungen bzgl. des Behandlungsverlaufs bezogen (Originalfragebogen s. Anhang A).

Die Items der Fragebogen wurden mit Bezug auf klinische Beobachtungen, in Rückgriff auf relevante Stichwörter aus aktuellen Veröffentlichungen zum Thema Anorexia nervosa und in Orientierung an Neraal et al. (1978) zusammengestellt.

2.8.2 Ergebnisse (Fragebogenauswertung)

Beschwerdenfragebogen

Im folgenden sollen die Items wiedergegeben werden, denen mindestens die Hälfte aller individuellen Elternteile und/oder die Hälfte aller in der Untersuchungsgruppe enthaltenen natürlichen Paare mit *„stark"* oder *„definitiv"* zutreffend zugestimmt hatte (5-Punkte-Skala).

- Vor allen anderen Items wurde die *Verneinung von Hunger* als auffälligstes Symptom von allen Vätern und Müttern an ihrem Kind wahrgenommen.
- *Untergewicht:* 9 von 10 Vätern und alle Mütter stimmten diesem Item zu.
- Für 9 von 10 Vätern und 10 von 11 Müttern bestanden Probleme infolge der *Weigerung zu essen.*
- Die gleiche Zahl von Eltern wie zuvor sah in der Erkrankung ihres Kindes eine *Gefahr für Gesundheit und Leben.*
- 7 von 10 Vätern und alle Mütter bemerkten an ihrem Kind, daß ihm *ständig kalt sei.*
- 6 von 9 Vätern und 7 von 10 Müttern gaben an, ihre Tochter hätte während der Erkrankung *keine Periode* gehabt.
- 6 von 8 Vätern und 6 von 10 Müttern fanden, ihr Kind sei *in der körperlichen Entwicklung zurück.*
- 6 von 10 Vätern und 8 von 11 Müttern erlebten ihr Kind als *depressiv.*
- *Generelle Überaktivität* ihres Kindes gaben 5 von 9 Vätern und 7 von 10 Müttern an.
- Als sehr *reserviert* anderen gegenüber erlebten 5 von 9 Vätern und 6 von 9 Müttern ihr Kind.
- *Schlechte Laune* konnten 5 von 9 Vätern und 4 von 9 Müttern an ihrem Kind beobachten.
- Gut die Hälfte aller Eltern, 5 von 10 Vätern und 7 von 10 Müttern, erlebten die *Erkrankung der Tochter als Belastung für die Ehe.*
- Die Hälfte der Eltern, 4 von 8 Vätern und 5 von 10 Müttern, bescheinigten ihrem Kind *Schlafstörungen.*
- Als *im Umgang sehr anstrengend* („demanding") erlebten 5 von 9 Vätern und 6 von 11 Müttern ihre Tochter.

- 6 von 10 Vätern und 6 von 11 Müttern bestätigten ihrem Kind große *Ruhelosigkeit.*
- Als *nervös* schätzten 6 von 9 Vätern und 5 von 10 Müttern ihre Tochter ein.

Von insgesamt 38 Items sind solche, die sich auf Essen und damit zusammenhängende körperliche Beschwerden beziehen, bei weitem am häufigsten genannt worden. Danach folgen andere körperliche Symptome und schließlich solche, die einer neurotischen Erkrankung oder Entwicklungsverzögerung zugehörig sein könnten.

Ursachenfragebogen

Wie der Beschwerdenfragebogen wurde auch der Fragebogen zu den vermuteten Ursachen von beiden Elternteilen unabhängig ausgefüllt. Der Fragebogen enthielt 56 Items auf einer 5-stufigen Skala (s. Anhang A). Im folgenden werden die am häufigsten mit hoher Wertigkeit beantworteten Items wiedergegeben. Im Anschluß werden einige zusätzliche interessante, aber weniger ausgeprägte Antworten vorgestellt.

- Von beiden Elternteilen wurde der *Drang abzunehmen* als häufigste Ursache gesehen; 9 von 10 Vätern und 10 von 11 Müttern waren dieser Ansicht.
- *Angst vor Gewichtszunahme* stand an zweiter Stelle der Erklärungen; 8 von 9 Vätern und 10 von 11 Müttern waren dieser Ansicht.
- Eine *ständig zu niedrige Körpertemperatur* wurde von 6 von 8 Vätern und 8 von 10 Müttern angegeben.
- Eine *perfektionistische Persönlichkeit* ihres Kindes hielten 6 von 10 Vätern und 9 von 11 Müttern für eine mögliche Ursache.
- 7 von 10 Vätern und 7 von 11 Müttern fanden, daß ihre Tochter die *Dinge zu schwer nähme* („too much of a worrier").
- *Unsinnige Ideen über Gesundheit, Essen und Diät* war für 7 von 10 Vätern und für 7 von 11 Müttern eine wichtige Ursache.
- *Selbstbezogenheit* war für 5 von 9 Vätern und für 6 von 9 Müttern eine Erklärung.
- *Hohe Ansprüche an sich selbst* war für 5 von 9 Vätern und für 6 von 9 Müttern ein Grund.
- *Schwierigkeiten nachzugeben,* rangierten nächsthäufig. Jeweils 5 von 9 Vätern und Müttern machten diese Angabe.
- *Emotionale Instabilität der Tochter* wurde von 5 von 10 Vätern und von 7 von 11 Müttern angegeben.
- *Selbstunsicherheit* der Tochter galt 5 von 9 Vätern und 5 von 10 Müttern als mögliche Ursache.
- *Unzureichender Schlaf* galt für 4 von 8 Vätern und für 5 von 10 Müttern als Ursache.
- *Falsche Ideale* wurden von 6 von 8 Müttern und übereinstimmend von 4 von 7 Elternpaaren genannt.
- 6 von 10 Müttern und 4 von 8 zusammengehörigen Elternpaare nannten *Rivalität mit anderen.*
- *Hyperaktivität* wurde von 6 von 11 Müttern und 4 von 8 Paaren übereinstimmend genannt.

Die folgenden Items sind seltener angekreuzt worden:

- Nur 2 von 10 Vätern, aber immerhin 5 von 11 Müttern halten *„signifikante Veränderungen in der Familie"* für bedeutend.
- Nur ein Vater von insgesamt 9 gab als mögliche Ursache *Eheprobleme* an – jedoch die Hälfte der Mütter (5 von 10).
- Während 3 von 11 Müttern der Ansicht waren, ihr Partner sei gegenüber dem Kind zu nachsichtig oder mache *zu viele Zugeständnisse,* unterstützten doppelt so viele Väter dieses Statement (6 von 10).
- Ein *gestörtes Körperbild* nahmen 8 von 10 Müttern und 3 von 10 Vätern als Ursache an.

Bei den Antworten im Ursachenfragebogen wird deutlich, daß die Tendenz dahin geht, in erster Linie in der Persönlichkeit des Kindes liegende, überwiegend seelische Gründe anzunehmen. Dabei gehen in einige der häufig genannten Items auch sozial vermittelte Gründe ein, wie z. B. „Schwierigkeiten nachzugeben", „unsinnige Ideen bezüglich Ernährung" etc. und „falsche Ideale" oder „Rivalität".

Sozial vermittelte Gründe, bei denen die Eltern einbezogen sind, werden nur selten oder mit geringer Übereinstimmung der Partner angegeben.

Bis auf die Ausnahme „niedrige Körpertemperatur" haben die auf somatische Gründe bezogenen Items, z. B. „angeboren", „verdeckte organische Ursache" und „Hormonprobleme" nicht viel Zustimmung gefunden.

Fragebogen der Behandlungserwartungen

Der Fragebogen enthält eine Auswahl von Behandlungsvorschlägen, die von den Eltern unabhängig und retrospektiv auf einer 5-Punkte-Skala angekreuzt wurden.

Die folgenden Items wurden als „stark" oder „definitiv" zutreffend angekreuzt:

- *Körperliche Untersuchungen* wurden am häufigsten genannt; von 5 von 9 Vätern und von 6 von 10 Müttern.
- *Stationäre medizinische Behandlung auf einer Station für Kinder und Jugendliche.* Diese Erwartung hatten 4 von 8 Vätern und 6 von 10 Müttern.
- *Diskussionen mit Eltern anderer anorektischer Kinder* gehörten für 6 von 9 Müttern bzw. für 3 von 6 Paaren übereinstimmend zu den erwarteten Behandlungsmaßnahmen. Nur 3 von 8 Vätern erwarteten jedoch eine derartige Behandlung.

Im Vergleich mit den anderen Fragebogen fällt hier der niedrige Grad der Ankreuzungen bei den einzelnen Items auf, sowohl zahlenmäßig als auch hinsichtlich der Wertigkeit auf der gestuften Skala.

Betrachtet man nur die Antworten der Mütter, erweitert sich die Auswahl der erwarteten Maßnahmen ein wenig. Relativ oft findet sich hier die Erwartung, *der Partner solle lernen, anders oder besser mit dem Kind umzugehen* (7 von 10 Müttern). Eine Behandlung durch *Individuelle Psychotherapie* wurde von 6 von 9 Müttern erwartet. Jeweils 5 von 9 Müttern erwarteten eine Behandlung durch *Hypnose, Psychoanalyse* und, interessanterweise, das *Gespräch über eigene Probleme.*

Bei Betrachtung auch der als „etwas" („moderately") zutreffend angekreuzten Items erhöht sich der Anteil der nicht somatisch orientierten Behandlungs-
methoden. Die Erwartung, daß der andere Partner lernen solle, effektiver mit
dem Kind umzugehen, bzw. Rat wegen eigener Probleme einholen solle, wurde
häufiger genannt als der Wunsch, eigene Hilfe zu bekommen oder an Familiengesprächen teilzunehmen.

Neben Familiengesprächen wurde eine stationäre psychiatrische Behandlung
ebenfalls nur selten angekreuzt.

2.8.3 Diskussion

Die körperlichen Auffälligkeiten bei der Anorexia nervosa sind so offensichtlich
und dramatisch, daß es von daher nicht verwunderlich ist, daß diese von den
Eltern mit hoher Präferenz im Beschwerdenfragebogen genannt werden. Andererseits sind dies aber Beschwerden, unter denen nach eigener Erklärung der
Anorektikerinnen sie selbst nicht leiden – wie zuvor ausführlich disktuiert
worden ist, halten sie sich für weitgehend gesund – und die in der Regel auch
nicht der Hauptgrund für die Eltern sind, Kontakt zu einer spezialisierten Ein-
richtung aufzunehmen. Bei Beginn einer Behandlung wird meist sehr bald klar,
daß es die Verhaltensweisen der Jugendlichen sind, die für die Eltern die meisten Probleme bereiten. Von daher ist es bemerkenswert, daß diese erst mit
deutlichem Abstand hinter körperlichen Vorstellungsgründen genannt werden.

Als Erklärung ist hierbei zunächst denkbar, daß es die Verunsicherung der
Eltern über die Gesamtsituation ist, die sie bereits in der Wahrnehmung der
Beschwerden nach „harten", somatischen Fakten suchen läßt. Es ist aber auch
möglich, daß bereits in der Wahrnehmung der Beschwerden der Wunsch eine
Rolle spielt, sich als Eltern außerhalb des Feldes der wahrnehmbaren Probleme
zu begeben. Vor dem Hintergrund der im 1. Abschnitt geführten Diskussion
familienpathologischer Modelle wäre dieses Motiv verständlich. Indirekt wird
auch die besondere Funktion der Patientin für die Regulierung der elterlichen
Beziehung bestätigt. Das Item „Gleichgültigkeit den Eltern gegenüber" („un-
concerned about parents") erfährt in den Antworten die höchste Ablehnung im
ganzen Fragebogen.

Bei den Ursachen nehmen die Eltern überwiegend interne Konflikte der
Persönlichkeit, ergänzt durch psychosoziale Faktoren, an. Die Antworten lassen
aber deutlich werden, daß die Eltern zu glauben scheinen, mit diesen psychosozialen Faktoren selbst nicht sehr viel zu tun zu haben. „Familienkonflikte",
„Eltern, die zu wenig Zeit für ihr Kind haben" und die „Übertragung eigener
Nervosität auf das Kind" zählen nicht zu den häufig und mit höherer Wertigkeit
angekreuzten Items. Andererseits war mehr als die Hälfte der Väter der Meinung, ihre Partnerinnen würden gegenüber der Tochter zu nachsichtig sein bzw.
zu viele Zugeständnisse machen. Umgekehrt unterstützte nur ca. ein Viertel der
Mütter dieses Statement. Dieses Mißverhältnis bei den Antworten kann als Zeichen für Meinungsverschiedenheiten hinsichtlich des angemessenen Umgangs
mit der Tochter gewertet werden. Damit scheint ein in der klinischen Praxis
beobachtbarer Kardinalkonflikt von Eltern anorektischer Kinder angesprochen.

Daß die befragten Mütter einen stärkeren Zusammenhang mit familiären und Eheproblemen sehen, ist nicht überraschend und erklärt sich sicherlich aus der vergleichsweise engeren Mutter-Tochter-Beziehung und der allgemein anerkannten Beobachtung, daß Frauen in der Wahrnehmung von Beziehungskonflikten sensibler zu sein scheinen als Männer. Diese insgesamt deutlichere Orientierung der Mütter an familiären Ursachen – die vergleichsweise jedoch hinter anderen Gründen deutlich zurückstehen – impliziert aber noch nicht, daß diese Mütter sich in einem persönlichen Verursachungszusammenhang sehen. Von im Streit liegenden Partnern wird die Belastetheit der eigenen Beziehung häufig eingestanden, die Ursache dafür jedoch dem anderen Partner zugeschrieben. Es könnte sich hier um ein Pendant zum ebenfalls geschlechtsgebundenen Stereotyp handeln, daß Mütter gegenüber ihren anorektischen Töchtern zu nachgiebig und zugeständnisbereit sein sollen.

Neraal et al. (1978) fanden bei ihrer Untersuchung elterlicher Behandlungserwartungen – das Sample enthielt vermutlich keine Anorexiepatienten, nähere Angaben fehlen –, daß Familiengespräche von den Eltern mit höchster Präferenz erwartet worden waren. Körperliche Untersuchungen standen erst an 10. Stelle. Bei der hier vorliegenden Untersuchung ergibt sich fast das umgekehrte Bild. Die von den körperlichen Symptomen der Anorexie ausgehende Faszination, die sich in den elterlichen Wahrnehmungen, Erklärungen und Behandlungserwartungen ebenfalls durchsetzt, stellt für somatisch orientierte Behandlungsverfahren eine kaum einzulösende Hypothek dar. Andererseits ist die Aufgabe von Psychotherapeuten damit keinesfalls leichter. Die Fixierung auf die körperlichen Symptome der Patientin durch die Eltern macht eine Fokussierung auf interaktionelle Vorgänge umso schwieriger, je offensichtlicher die Kooperationsschwierigkeiten der Eltern bezüglich ihrer Tochter und damit ihre eigenen oder gemeinsamen partnerschaftlichen Probleme werden. Die angemessene Offenlegung und Modifizierung dieser Probleme in einem späteren Stadium der Behandlung scheint sich aber immer deutlicher als gangbarer Weg zu ihrer Veränderung und zu stabiler symptomatischer Verbesserung zu erweisen.

Soweit sich bei den Antworten im Behandlungserwartungsfragebogen eine Einbeziehung der Eltern in die Probleme andeutet, geschieht dies überwiegend in der Weise, daß der Partner in den behandlungsbedürftigen Kontext gerückt wird.

2.9 Versuch einer Typisierung elterlicher Krankheitskonzepte

Im vorangegangenen Abschnitt sind die aus der Sicht der Eltern wichtigsten Beschwerden, Ursachenvermutungen und Behandlungserwartungen besprochen worden. Im nächsten Schritt der Datenanalyse war unter Verwendung clusteranalytischer Verfahren der Versuch unternommen worden, festzustellen, ob und in welchem Maße ein innerer Zusammenhang zwischen den Elternantworten besteht, wie er sich z. B. daraus ergeben konnte, daß einige Items häufiger als andere in Kombination beantwortet worden waren.

Im folgenden soll zunächst das Verfahren erklärt werden, mit dessen Hilfe

die entsprechenden Cluster und die aus ihnen abgeleiteten inhaltlich interpre-
tierten Konzepte gewonnen wurden.

2.9.1 Methode

Im ersten Schritt wurde nach dem hierarchisch-agglomerativen Wards-Verfahren eine Anfangspartition von 10 Clustern gebildet. Das heißt, ausgehend von
einer feinsten Partition, bei der jedes Item sein eigenes Cluster bildete, wurden
in den folgenden Agglomerationsschritten jeweils die Cluster miteinander
vereinigt, aus deren Fusion der geringste Zuwachs der Fehlerquadratsumme
innerhalb der Cluster resultierte (s. Eckes u. Rossbach 1980; Wishart 1978).

Die Definition der Distanz zwischen dem neu fusionierten Cluster und allen
anderen aufgrund des Fehlerquadratzuwachses ist das Charakteristikum der
Wards-Methode in Hinblick auf andere hierarchisch-agglomerative Verfahren.

Die entsprechend dem Itemumfang der einzelnen Fragebögen nach einer
unterschiedlichen Zahl von Fusionsschritten gebildete Partition aus 10 Clustern
wurde dann als Anfangspartition für das weitere Vorgehen benutzt. Dieses
stützte sich weitgehend auf das von Wishart (1978) entwickelte Programmpaket
für clusteranalytische Verfahren „CLUSTAN".

Das weitere Vorgehen bstand dann aus einer entsprechenden Zahl hierar-
chischer Fusionierungsschritte, zwischen die jedesmal ein oder mehrere Iterationsschritte geschaltet waren. Dabei wurde nach jedem erfolgten Fusionsschritt
ein Objekt (Item) aus dem jeweiligen Elterncluster herausgenommen und ver-
suchsweise anderen Clustern zugeordnet (iterative Relokation), um auf diesem
Wege die Clusteraufteilung weiter zu optimieren. Wenn sich nach einer Zahl
solcher Iterationsschritte keine weitere Verbesserung mehr erreichen ließ,
erfolgte die Vereinigung der jeweiligen beiden einander ähnlichsten Cluster im
nächsten Fusionierungsschritt.

Sowohl die Fusionierung „ähnlicher" Cluster als auch die anschließende
Optimierung in den Iterationsschritten orientierte sich am Kriterium des ge-
ringstmöglichen Fehlerquadratzuwachses.

Der Fehlerquadratzuwachs kann als Funktion der Zahl der Cluster bzw. der
Fusionierungsschritte konzeptualisiert werden. Eine Entscheidung über eine für
die weitere Interpretation des Ergebnisses angemessene Clusterzahl läßt sich auf
dieser Grundlage treffen. Wenn nämlich der Fehlerquadratzuwachs bei einem
bestimmten Fusionsschritt stark ansteigt, ist das ein Hinweis darauf, daß bei
diesem Schritt ein recht inhomogenes Cluster gebildet worden ist. In der Regel
wird dann die vorangegangene Partition als Grundlage für die anschließende
Interpretation herangezogen. Da der Fehlerquadratzuwachs sich nicht immer
durch einen deutlichen „Knick" auszeichnet, hängt die Beurteilung der Ange-
messenheit einer Lösung zu gewissem Grad auch von heuristischen Kriterien ab.
Dies ist kein Nachteil, da der Wert clusteranalytischer Verfahren ja gerade in
ihrem Aspekt der Generierung von Hypothesen besteht.

Der Umstand, daß eine jede clusteranalytische Lösung in gewissem Umfang
von der willkürlich gewählten Anfangspartition abhängig ist, läßt sich zur Überprüfung ihrer Stabilität und damit in gewissem Sinne ihrer Güte nutzen. Zu

diesem Zweck wurden die Items, statt sie zur Konstruktion einer Anfangspartition dem Wards-Verfahren zu unterziehen, sequentiell, d. h. willkürlich auf die 10 Anfangscluster verteilt –, was im Wesen einer Aufteilung nach dem Zufallsprinzip entspricht. Nach den entsprechenden Fusions- und Iterationsschritten führte dieses Vorgehen zu einer mit dem obigen Vorgehen identischen Lösung, kann mithin als Bestätigung der Stabilität der gefundenen Clusterlösungen gewertet werden. Dieser Schluß wird auch durch die relativ geringe Zahl notwendig gewordener Iterationsschritte zwischen den Fusionierungen bestärkt. Häufig erfolgte eine Optimierung bereits nach einer oder 2 Iterationen. In einigen Fällen wurde heuristisch fundierter Einfluß auf die Anpassung der Clusterzahl an die sich andeutenden Ähnlichkeitsstrukturen genommen. Dabei wurden aber so wenige Items wie möglich zwischen den Clustern ausgetauscht. Außerdem wurde versucht, die heuritische „Interation" solcher Items in weitgehender Übereinstimmung mit der aufgrund des Verfahrens gewählten Fusionierungsstrategie vorzunehmen. In Anerkenntnis des hypothesengenerierenden Charakters clusteranalytischer Verfahren schien dieses Vorgehen angemessen (s. auch Eckes u. Rossbach 1980, S. 63).

2.9.2 Ergebnisse

Elternkonzepte „Beschwerden"

Die Clusteranalyse ergab die folgende Gruppierung von Items, die inhaltlich als Konzept interpretiert werden konnte.

Konzept I. Das „verrückte" Kind (COM 1)
Item-Nr.   1 Sehr anstrengend im Umgang
                2 ständiger Streit zwischen den Kindern
                3 tyrannisiert andere
                4 hysterisch
                5 aggressiv
                6 keine Periode
              10 quengelig
              23 kann nicht für sich sein
              25 streitsüchtig
              28 unselbständig
              30 schlechte Laune
              35 schutzheischend

Das Konzept bringt zum Ausdruck, daß sich die Eltern durch diese Verhaltensweisen belastet und von der Situation überfordert fühlen. Es ist anzunehmen, daß sie das Verhalten des Kindes, soweit es hier zusammengefaßt ist, schlichtweg unerklärlich finden. Daß die Items beinahe ohne Ausnahme negative Verhaltensweisen beschreiben, legt nahe, daß die Eltern das Verhalten des Kindes auch als gegen sich selbst gerichtet erleben und es unter diesem Gesichtspunkt ablehnen. Die Störung liegt eindeutig beim Kind.

Konzept 2. Das „emotional belastete" Kind (COM 2)

Item-Nr.   7   Generelle Überaktivität
            9   Ruhelosigkeit
          11   respektlos
          14   in der körperlichen Entwicklung zurück
          15   Schlafstörungen
          19   depressiv
          24   reserviert
          29   ständig kalt
          31   Nervosität
          37   um Anerkennung beflissen

Die Verschiebung in der Wahrnehmung des Kindes durch die Eltern im Vergleich mit der vorangegangenen Gruppierung ist deutlich erkennbar. Die Eltern erkennen hier überwiegend an, daß ihr Kind selbst erheblich belastet ist. Depressive Eigenschaften und solche, die eine Belastung durch Streß ausdrücken, ergeben das Bild einer Belastung, die die Eltern auch als im weitesten Sinne psychosomatisch verstehen können. Der Ablehnungscharakter bei der Beschreibung der Störung tritt in den Hintergrund. Gemeinsam mit dem Konzept 1 bleibt jedoch, daß die Eltern sich nicht im Zusammenhang mit den Problemen sehen und eine Beobachterhaltung einnehmen.

Konzept 3. Das „kranke" Kind (COM 3)

Item-Nr.   8   Weigerung zu essen
          12   Untergewicht
          22   Gefahr für Leib und Leben
          27   Verneinung von Hunger

Hier stehen ganz klar die mit den somatischen Aspekten der Krankheit verbundenen Merkmale im Fokus der elterlichen Wahrnehmung. Es handelt sich ausschließlich um Items, die mit den Kardinalsymptomen von Essensverweigerung, Untergewicht und daraus resultierender Gefährdung verbunden sind. Die Abgrenzung gegenüber eher psychologischen Symptomen ist eindeutig. Gesunde Eltern beschreiben hier die Symptome ihrer körperlich kranken Kinder, an deren Problemen sie selbst unbeteiligt sind.

Konzept 4. Das „beziehungsgestörte Kind" (COM 4)

Item-Nr.   13   Ungehorsam
          16   schlechte Tischmanieren
          17   außer Kontrolle
          18   gefährlich unverantwortlich
          20   Schwierigkeiten, mit anderen auszukommen
          21   kindisches Verhalten
          26   Gleichgültigkeit den Eltern gegenüber
          32   krankhaft eifersüchtig
          33   Hilflosigkeit
          34   beutet die Eltern aus

36 Erkrankung des Kindes ist eine Belastung für die Ehe
38 kommt besser mit Erwachsenen als mit Kindern aus

In diesem Konzept wird noch einmal deutlich, wie sehr die Eltern das Verhalten ihres Kindes für sich selbst als Belastung empfinden und wie wenig sie ihr Kind in seinen negativen Verhaltensaspekten verstehen können. In dieser Hinsicht steht das Konzept 4 in Verbindung mit dem Konzept 1. Jedoch ist die Beschreibung der Beschwerden insgesamt noch mehr auf die Wirkung, die die Verhaltensprobleme auf andere haben, ausgerichtet. Die Verbindung zum Konzept 1 besteht nicht nur auf der Ebene der Interpretation. Im nächsten Fusionsschritt der Clusteranalyse wären Cluster 1 und Cluster 4 miteinander vereinigt worden. Dieser Zusammenhang ist damit auch formal enger als der mit den Clustern 2 und 3, die ihrerseits mehr miteinander in Verbindung stehen.

Elternkonzepte „Ursachen"

Konzept 1. „Konflikte in der Familie" (CAUS 1)
Item-Nr.   8 Konflikte in der Familie
           9 unrealistische Vorstellung von Weiblichkeit
          11 überprotektive Eltern
          12 zu viele Zugeständnisse durch die Eltern
          15 Rivalität mit anderen
          21 Eheprobleme
          39 Mangel an Selbständigkeit
          42 Kampf um Macht und Einfluß
          52 zu anhänglich
          53 fehlender Drang nach Unabhängigkeit
          54 wird wegen Übergewicht gehänselt
          55 Konflikte und Rivalitäten mit den Geschwistern

Recht deutlich sehen sich die Eltern bei diesem Konzept im Zusammenhang mit den Ursachen, die zur Erkrankung ihres Kindes geführt haben. Wenn auch keine Aussage über die Kausalität der Erkrankung getroffen werden kann, so ist doch für die Eltern, die dieses Konzept gewählt haben, eine Mitbeteiligung an dem Krankheitssyndrom erkennbar.

Konzept 2. Das „seelisch belastete" Kind (CAUS 2)
Item-Nr.   1 emotionale Instabilität
           2 Hysterie
           7 übermäßige Beschäftigung mit Körperfunktionen
          10 wenig hilfreiche Ratschläge von anderen
          13 Selbstunsicherheit
          16 Hyperaktivität
          18 Ruhelosigkeit
          19 ständig zu niedrige Körpertemperatur
          20 unzureichender Schlaf
          23 psychologische Hemmungen

27 zu starker eigener Wille
30 zu sehr mit sich selbst beschäftigt
33 schlechter Einfluß von Gleichaltrigen
35 Selbstbezogenheit
36 hohe Ansprüche an sich selbst
37 kindliche Ängste
38 nimmt die Dinge zu schwer
40 destruktiver Charakter
41 perfektionistische Persönlichkeit
43 gestörtes Körperbild
44 Drang abzunehmen
45 Schwierigkeiten nachzugeben
47 Angst vor Gewichtszunahme
48 Leben wird durch andere bestimmt
49 unsinnige Ideen über Gesundheit, Essen und Diät
51 falsche Ideale
56 hormonelle Störungen

Dieses Konzept umfaßt in der Mehrzahl Ursachenvermutungen, die überwiegend in der Person des Kindes liegen. Soweit davon Ausnahmen gemacht werden, liegt die Verantwortung für die mitverursachenden Umstände bei Außenstehenden. Der heterogene Charakter dieses Konzepts kann als Ausdruck der Unsicherheit der Eltern gewertet werden, was zu der Erkrankung ihres Kindes geführt hat.

Konzept 3. „Entwicklungsbedingte Schwäche" (CAUS 3)
Item-Nr.   3 Häufige Anfälligkeiten als Kind
           4 angeborene Ursachen
           6 schlechter Einfluß anderer Personen
          17 dem anderen Elternteil nachähnelnd
          26 verborgene organische Ursache
          29 Mangel an Selbstkontrolle
          32 Selbstsüchtigkeit
          34 kann sich nicht behaupten
          46 Gefühl der Unfähigkeit
          50 unverantwortlich

Die Annahmen über eine entwicklungsbedingte Verursachung, die hier gemacht werden, beziehen sich sowohl auf organisch-biologische Vorstellungen als auch auf solche, die von einer zu geringen „Abwehrkraft" gegen Versuche der Einflußnahme anderer Personen ausgehen und konzeptualisieren mithin eine psychosoziale Schwäche.

Die Eltern sehen sich selbst wieder nicht im Zusammenhang mit der Genese der Erkrankung, allenfalls ihren Partner.

Konzept 4. „Belastung des Familienlebens durch äußere Bedingungen" (CAUS 4)
Item-Nr.   5 wichtige Veränderungen innerhalb der Familie
          14 Eltern haben nicht genug Zeit für das Kind

22 unzureichende Lebensbedingungen
24 inkonsistente Erziehung durch die Eltern
25 zu hohe Leistungsanforderungen an das Kind
28 Übertragung elterlicher Nervosität auf das Kind
31 Veränderungen in der Schulsituation

In der Tendenz erkennen die Eltern in diesem Konzept zwar an, daß sie an der Entwicklung der Probleme des Kindes beteiligt sind, machen aber gleichzeitig Entschuldigungen, bei denen sie auf die eigene Belastung durch ungünstige Lebensumstände bzw. auf andere ungünstige psychosoziale Umstände in den Lebensbedingungen der Gesellschaft hinweisen. Es ist nicht leicht zu entscheiden, ob sich die Eltern in diesem Konzept hinter allgemein als streßvoll anerkannten Gründen verstecken oder ob diese weitgehend zutreffen.

Die Eltern, die über dieses Konzept verfügen, haben allem Anschein nach einen Sinn für psychosoziale Zusammenhänge und erkennen ihre Verantwortung, auch, wenn sie sich gleichzeitig entschuldigen oder in konkreten Situationen nicht immer entsprechend ihrer Erkenntnis zu handeln vermögen.

Formal, d. h. hinsichtlich der Fusionierungsstrategie in der Clusteranalyse, sind sich jeweils die Cluster 1 und 2 und die Cluster 3 und 4 ähnlich. Sie wären in den nächsten Fusionierungsschritten zusammengelegt worden.

Elternkonzepte „Behandlungserwartungen"

Konzept 1. „Interaktionelle Behandlung" (EXP 1)
Item-Nr.   3 Verbesserung der Arbeitsplatzsituation (bei Eltern)
          5 Familiengespräche
          7 Eheberatung
          9 Verbesserung der Wohnsituation
         12 Gespräche zwischen dem Arzt und den Lehrern des Kindes oder anderen Personen
         14 der andere Partner sollte lernen, anders oder besser mit dem Kind umzugehen
         17 Diskussionen mit Eltern anderer anorektischer Kinder
         20 Diskussion eigener Probleme mit dem Therapeuten
         21 der andere Partner sollte eigene Probleme mit dem Therapeuten besprechen

Auf den ersten Blick scheint sich dieses Konzept durch eine recht inhomogene Mischung von Behandlungserwartungen bzw. -wünschen auszuzeichnen. Bei genauerer Betrachtung wird aber deutlich, daß allen zusammengehörigen Items gemeinsam ist, daß irgendwelche Maßnahmen erwartet werden, die weniger den überwiesenen Patienten, als vielmehr die Eltern bzw. einen Partner als Beteiligte an Gesprächen, Behandlungen oder sonstigen Veränderungen sehen.

Die erwarteten Maßnahmen sind von der Hoffnung begleitet, daß sich durch Veränderungen des Kontextes der Familie eine Verbesserung der Gesamtsituation erreichen läßt.

Konzept 2. „Kindzentriert – psychologische Behandlung" (EXP 2)
Item-Nr.   1 psychologische Tests
           2 Kindergruppentherapie
           4 psychiatrische, stationäre Therapie
           6 schulpsychologische Betreuung oder Erziehungsberatung
          11 Heim- oder Internatsschule
          16 Psychoanalyse
          18 individuelle psychologische Therapie
          19 Verbesserungen in der schulischen Situation

Hier versprechen sich die Eltern von einer allein auf das Kind bezogenen Behandlung am meisten. Sie möchten sich aus allem heraushalten und überlassen die Behandlung den Experten in den Helferberufen. Die Bereitschaft zu eigenem begrenzten Einsatz deutet sich nur im Rahmen erziehungsberaterischer Hilfe an.

Konzept 3. „Medizinisch orientierte Behandlung" (EXP 3)
Item-Nr.   8 körperliche Untersuchungen
          10 Hypnose
          13 wirksame medikamentöse Behandlung
          15 stationäre medizinische Behandlung auf einer Station für Kinder
             ·oder Jugendliche

Die hier zusammengefaßten Items konstituieren ein nahezu ausschließlich körperlich orientiertes Konzept. Die Verantwortung für das Wohl der Tochter möchten die Eltern den vertrauten Fachleuten, den Ärzten überlassen.
    Unbedingt sicher sind sie sich des Erfolges aber nicht. Die Erwartungen scheinen nicht frei von Hoffnungen auf eine eher magische Heilung zu sein. So jedenfalls kann die Hypnose in diesem Kontext verstanden werden.
    Die Konzepte 1 und 2 sind sowohl formal, d. h. clusteranalytisch, als auch inhaltlich einander am ähnlichsten – als Cluster wären sie im nächsten Schritt miteinander vereinigt worden.

Elternkonzepte „therapeutischer Veränderungsprozeß"

Konzept 1. „Selbsterleben der Behandlung" (CHANGE 1)
Item-Nr.   3 Fühlten Sie sich während der Sitzungen manchmal unwohl?
           4 Fühlten Sie sich manchmal peinlich berührt oder bloßgestellt?
           5 Empfanden Sie dem Therapeuten gegenüber Ärger?
           6 Empfanden Sie Zuneigung zu dem Therapeuten?
           7 Haben Sie den Therapeuten als mitfühlend oder um Sie bemüht
             erlebt?
           8 Fühlten Sie sich dem Therapeuten emotional verbunden?

Konzept 2. „Therapeutische Effektivität hinsichtlich der Anorexie" (CHANGE 2)
Item-Nr.   1 Insgesamt gesehen, war Familientherapie hilfreich?
           9 War die Erkrankung Ihres Kindes nach der Familienbehandlung
             besser?

10 Ist nach der Beendigung der Therapie ein neues Problem an die Stelle des alten getreten?

15 Würden Sie Bekannten mit einem ähnlichen Problem ebenfalls die Aufnahme einer Familientherapie empfehlen?

Konzept 3. „Therapeutische Effektivität hinsichtlich der Entwicklung des Familienlebens" (CHANGE 3)

Item-Nr.   2 Glauben Sie, Familientherapie hat Ihnen geholfen, sich selbst besser zu verstehen?

11 Jetzt, da die Behandlung beendet ist, wie schätzen Sie die allgemeine Familiensituation ein?

12 Wie klappt es jetzt mit der Kommunikation?

13 Glauben Sie, Ihnen ist geholfen worden, andere Familienmitglieder besser zu verstehen?

14 Glauben Sie, Ihre persönlichen Beziehungen außerhalb Ihrer Familie haben ebenfalls von der Behandlung profitiert?

16 Hat die Familientherapie Ihnen geholfen, positiver für Ihr Kind zu empfinden?

19 Ist seit Aufnahme der Familienbehandlung irgendein anderes psychologisches oder medizinisches Problem unklaren Ursprungs in der Familie aufgetreten, z. B. Ängste, Depressionen, Herzprobleme – wer war betroffen?

Die Konzepte dieses Abschnitts sollen hier kommentarlos und lediglich der Vollständigkeit halber wiedergegeben werden. Ihre inhaltliche Diskussion fand bereits im Kap. 2.7 statt. Aus Gründen der Übersichtlichkeit sollte die Diskussion der clusteranalytischen Methode jedoch erst in diesem Kapitel geleistet werden.

2.9.3 Diskussion

Bei einem Vergleich der Konzepte zu den einzelnen Unterthemen fällt ihre unterschiedliche Homogenität auf. Formal ist dies ganz verständlich. Es ist ein Charakteristikum der Methode, daß sich die mathematisch gebildeten Cluster gegenseitig nicht völlig ausschließen. Unter inhaltlichem Gesichtspunkt kann aber gefragt werden, warum die einzelnen Ursachenkonzepte insgesamt homogener und deutlicher voneinander abgegrenzt sind als die Beschwerden- oder Behandlungserwartungskonzepte.

Bezüglich der therapeutischen Maßnahmen läßt sich argumentieren, daß die Sicherheit, mit der sich Eltern von unterschiedlichen Methoden eine Verbesserung der Situation erhoffen können, informationsabhängig ist. Da die Mehrheit der Patientinnen in dieser Studie zum erstenmal vorgestellt worden war, kann angenommen werden, daß die Eltern tatsächlich nicht sehr gut über Behandlungsmöglichkeiten informiert und weitgehend auf Vermutungen angewiesen waren. Für die Beschwerdenkonzepte läßt sich nicht in gleicher Weise argumentieren, die Eltern hätten nicht gewußt, auf welche Symptome sie zu achten gehabt hätten.

Das Ergebnis, daß die Eltern sich ihrer Annahmen über die Ursachen der Erkrankung sicherer zu sein scheinen als ihrer Beobachtungen, läßt die Vermutung berechtigt erscheinen, daß die elterlichen Wahrnehmungen selektiv und konzeptgebunden sind. Möglicherweise ist dies Ausdruck eines Bedürfnisses nach möglichst glatter und fugenloser Fassade, die vor den latenten Zweifeln und Selbstvorwürfen errichtet werden muß. Diese Annahme entspricht in etwa den Schlüssen, die Neraal et al. (1978) aus ihren Ergebnissen gezogen haben.

2.10 Zusammenhänge zwischen den elterlichen Krankheitskonzepten

Es konnte vermutet werden, daß zwischen den Konzepten der Eltern bezüglich der an ihren Kindern beobachteten Symptome, deren angenommenen Ursachen, den Behandlungserwartungen und womöglich auch den elterlichen Bewertungen des Behandlungsverlaufs gewisse Zusammenhänge bestehen würden. So konnte z. B. angenommen werden, daß Eltern, die an ihrem Kind v. a. die körperlichen Aspekte der Krankheit wahrgenommen hatten oder als Ursache eine entwicklungsbedingte Schwäche vermuteten, am ehesten für eine medizinisch orientierte Behandlung optieren würden. Andererseits schien einiges dafür zu sprechen, daß Eltern, die Konflikte in der Familie für die Ursache hielten, am ehesten für eine interaktionelle Therapie votieren würden. Derartige Zusammenhänge sollten über die Korrelationen der einzelnen Konzepte ermittelt werden.

2.10.1 Methode

Für jeden einzelnen Fall, d. h. alle Mütter und Väter, die die Fragebogen beantwortet hatten, wurden die Mittelwerte aus den von ihnen vorgenommenen Einschätzungen der Items auf den 5-Punkte-Skalen gebildet – für alle Items der jeweiligen Cluster.

Von hier an sollen die Mittelwerte „Variablen" genannt werden. Sie sind für alle Fälle und alle Cluster unter Bildung von Rangkoeffizienten nach Spearman miteinander korreliert worden.

2.10.2 Ergebnisse

Die Ergebnisse sind in Abb. 11 und 12 dargestellt.

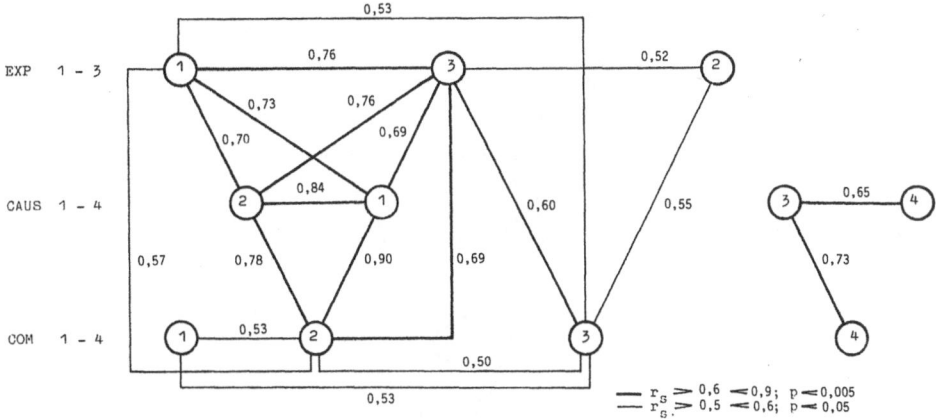

Abb. 11. Darstellung des Zusammenhangs der Krankheitskonzepte

Ursachen
CAUS 1 „Konflikte in der Familie"
CAUS 2 „Seelische Belastung des Kindes"
CAUS 3 „Entwicklungsbedingte Schwäche"
CAUS 4 „Belastung des Familienlebens durch äußere Umstände"
Beschwerden
COM 1 Das „verrückte" Kind
COM 2 Das „emotional belastete" Kind
COM 3 Das „kranke" Kind
COM 4 Das „beziehungsgestörte" Kind
Behandlungserwartungen
EXP 1 „Interaktionelle Behandlung"
EXP 2 „Kindzentriert – psychologische Behandlung"
EXP 3 „Medizinisch orientierte Behandlung"

2.10.3 Diskussion

Zunächst zur Abb. 11: Sieht man von den zahlreichen mehr oder minder ausgeprägten Zusammenhängen auf jeweils gleicher Konzeptebene ab, so fällt u. a. auf, daß die „trans"konzeptuellen Beziehungen recht ungleichmäßig verteilt sind.

Für das Beschwerdenkonzept Nr. 3, das „kranke Kind", werden allein 3 Behandlungserwartungen angegeben. Nicht ganz verwunderlich allerdings wird das Behandlungskonzept Nr. 3 mit höchster Präferenz gewählt – die Eltern, die in erster Linie die körperlichen Symptome an ihrem Kind wahrnehmen, wählen eine medizinisch orientierte Behandlung.

Für das Beschwerdenkonzept Nr. 2, das „emotional belastete Kind", bestehen 2 Verbindungen zu Behandlungskonzepten. Auch für diese Kinder wird eine medizinisch orientierte Behandlung mit höchster Präferenz erwartet. Gleichzeitig wird die Erwartung einer „interaktionellen Behandlung" geäußert.

Für das „verrückte" und das „beziehungsgestörte" Kind (Beschwerdenkonzepte 1 und 4) bestehen keine deutlichen Zusammenhänge mit einem der Behandlungserwartungskonzepte. Vielleicht drückt sich hierin eine elterliche Überforderung aus, das Kind überhaupt zu verstehen. Dies wäre Voraussetzung für Überlegungen über Behandlungsmöglichkeiten.

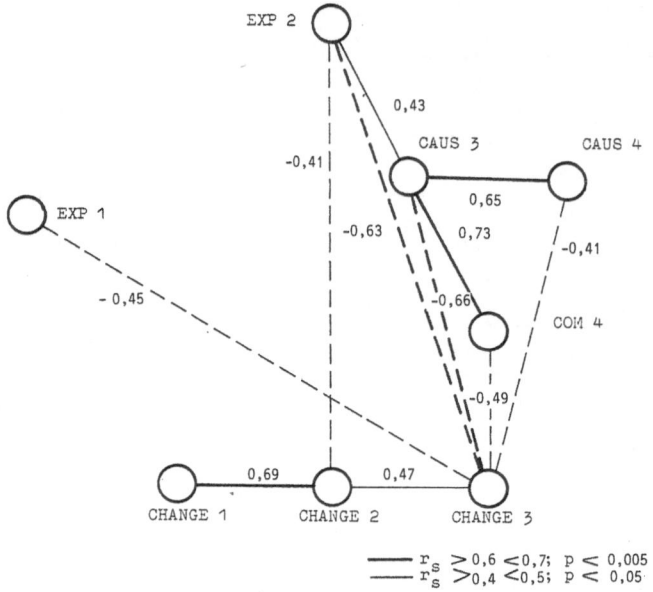

Abb. 12. Darstellung des Zusammenhangs von Krankheitskonzepten und Veränderungsparametern

Veränderungsparameter
Change 1 „Selbsterleben der Behandlung"
Change 2 „Therapeutische Effektivität – Anorexie"
Change 3 „Therapeutische Effektivität – Familienleben"

Beschwerden
COM 4   Das „beziehungsgestörte Kind"

Ursachen
CAUS 3   „Entwicklungsbedingte Schwäche"
CAUS 4   „Belastung des Familienlebens durch äußere Umstände"

Behandlungserwartungen
EXP 1   „Interaktionelle Behandlung"
EXP 2   „Kindzentriert – psychologische Behandlung"

Für das „verrückte" Kind besteht kein Zusammenhang mit einem der Verursachungskonzepte. Auch die Vermutung, eine „entwicklungsbedingte Schwäche" (CAUS 3) könnte als Ursache für ein als „beziehungsgestört" wahrgenommenes Kind gelten, weist in erster Linie auf Hilflosigkeit oder auf eine gut funktionierende Abwehr hin.

Für ein weiteres Beschwerdenkonzept besteht eine Verbindung zu vermuteten Ursachen. Das Kind, das als „emotional belastet" (CAUS 2) wahrgenommen wird, ist so, weil es ursächlich „seelisch belastet" (CAUS 2) war.

Für das Beschwerdenkonzept Nr. 3, das „kranke Kind", besteht keine Verbindung zu einem Verursachungskonzept. Allerdings werden hier sehr viele Behandlungserwartungen geäußert.

Die Verursachungskonzepte 1 und 2 „Familienkonflikte" und „seelische Belastung des Kindes" stehen beide in enger Beziehung sowohl zum Erwartungskonzept „interaktionelle Behandlung" (EXP 1) als auch zur „medizinisch orientierten Behandlung" (EXP 3).

Auffällig ist auch das sehr isolierte Triplett, bestehend aus den Verursachungskonzepten 3 und 4, „entwicklungsbedingte Schwäche" und „Belastung des Familienlebens durch äußere Bedingungen" und dem Beschwerdenkonzept 4, dem „beziehungsgestörten Kind".

Die in Abb. 12 abgebildeten Zusammenhänge sind bemerkenswert. Alle Beschwerden-, Verursachungs- und Behandlungserwartungskonzepte sind mit den Verlaufsbeurteilungen der Eltern negativ korreliert. Je stärker Eltern eine interaktionelle (EXP 1) oder kindzentriert-psychologische Behandlung (EXP 2) erwarteten, desto geringer bewerten sie die therapeutische Effektivität der Familienbehandlung hinsichtlich der Entwicklung des Familienlebens unter dem Einfluß der Behandlung. Ebenso präjudiziert die Erwartung einer kindzentriert-psychologischen Behandlung offenbar die wahrgenommene therapeutische Effektivität hinsichtlich der Anorexieerkrankung.[9]

Die Familienbehandlung eines aufgrund „entwicklungsbedingter Schwäche" erkrankten Kindes (CAUS 3) führt nach Ansicht der Eltern zu keiner Erleichterung des Familienlebens (CHANGE 3). Dieser Zusammenhang ist nachvollziehbar. Von der Warte der Eltern beurteilt, muß das Ansinnen einer Familienbehandlung konträr zu ihrem Verursachungskonzept sein und kann vehemente Abwehr erzeugen. Dies kann zu einer unproduktiven Behandlung führen. Aber auch dazu, daß Eltern in Anspruch nehmen, Verbesserungen hätten sich auch ohne oder gar trotz Familientherapie ergeben.

Ein ähnlicher Zusammenhang, nicht ganz so ausgeprägt, besteht zwischen dem Ursachenkonzept 4, der „Belastung des Familienlebens durch äußere Bedingungen" und dem Konzept CHANGE 3 („therapeutische Effektivität hinsichtlich der Entwicklung des Familienlebens").

Eltern, die an ihrem Kind Symptome wahrnehmen, wie sie unter dem Beschwerdenkonzept „Das beziehungsgestörte Kind" (COM 4) zusammengefaßt sind, meinen ebenfalls, die Behandlung hätte zu keiner Verbesserung des Familienlebens geführt.

Zwischen den Clustern CHANGE 1 und CHANGE 2 (Einschätzung des Therapieklimas und symptomatische Verbesserung) besteht eine hohe positive Korrelation; etwas schwächer auch für den Zusammenhang CHANGE 2 und CHANGE 3. Damit wird der an anderer Stelle bereits angesprochene Zusammenhang bestätigt, daß die symptomatische Verbesserung eine von den Eltern als persönlich hilfreich erlebte Behandlung wenigstens teilweise vorauszusetzen scheint. Eine Verbesserung des Familienklimas scheint der Vermittlung durch Symptomverbesserungen zu bedürfen. Erstaunlich ist, daß die Cluster der Veränderungsparamter in der Abbildung so isoliert von den elterlichen Konzep-

---

[9] In der Untersuchungsgruppe gab es 3 Elternteile, 2 davon zusammengehörig, die in ihren Ratings auf den Items des Konzepts EXP 2 „kindzentriert-psychologische Behandlung" Maxima erzielten und gleichzeitig Minima auf dem Konzept CHANGE 2, „therapeutische Effektivität hinsichtlich der Anorexie" (Fälle 9, 11, 12). Im Fall der einen der beiden Töchter stellte sich bereits nach wenigen Behandlungssitzungen eine deutliche Verbesserung ein, die zum Follow-up-Zeitpunkt weiterbestanden hatte. Der andere Fall war das Mädchen, bei dem die Behandlung nach wenigen Sitzungen von den Eltern abgebrochen worden war.

ten sind bzw. keine positiven Korrelationen auftreten. Es kann sein, daß mit der Familienbehandlung eine neue, starke Realität geschaffen wurde, die sich gegen die mit Hilfe von selektiven Wahrnehmungen, verschleiernden Ursachenvorstellungen und entsprechenden Erwartungen an die Behandlung von den Eltern geschaffene Scheinwirklichkeit erfolgreich durchsetzen konnte. Außer dem Abbruch der Behandlung gab es deshalb vielleicht keine Alternative zu allmählicher Verbesserung der Krankheit und der Familiensituation. Die negativen Korrelationen mit den Veränderungsparametern lassen sich damit so interpretieren: Die Behandlungen scheinen in ihrer Mehrheit sozusagen trotz der elterlichen Einstellungen, Erklärungen und Erwartungen erfolgreich gewesen zu sein. Dabei bildet sich in der Datenanalyse die folgende Tendenz ab. Die weitestgehende Verbesserung der Familiensituation aufgrund der Behandlung wird von den Eltern berichtet, die am wenigsten von einer Verursachung durch „entwicklungsbedingte Schwächen" oder „äußere Belastungen des Familienlebens" ausgegangen waren. Die Eltern, die auf diesen im psychodynamischen Sinne besonders „projektionsfähigen" Konzepten die höchsten Werte angegeben hatten, berichteten die vergleichsweise geringsten Verbesserungen im Familienleben.

3 Zusammenfassung der Ergebnisse und Interpretation

Im Zusammenhang mit der Nachuntersuchung einer Gruppe jugendlicher Anorexiepatientinnen, die gemeinsam mit ihren Angehörigen eine familientherapeutische Behandlung erhalten hatten, wurden Informationen sowohl über die Entwicklung der individuellen Patienten als auch über Veränderungen in der Partnerbeziehung der Eltern erhoben. Außerdem wurde der Zusammenhang zwischen den von den Eltern an ihrem Kind wahrgenommenen Beschwerden, ihren laienätiologischen Erklärungen und Behandlungserwartungen auf der einen Seite und andererseits ihrer Einschätzung des Therapieverlaufs untersucht.

Die gewonnenen Ergebnisse sollten nur mit großer Zurückhaltung verallgemeinert werden. Dies aus folgenden Gründen: Die Untersuchungsgruppe ist klein und weiterhin durch den Umstand reduziert, daß nicht alle Angehörigen an der Studie teilnehmen wollten. Obwohl Anstrengungen gemacht wurden, speziell über diese Gruppe Informationen zu erhalten, sind die Bemühungen nicht sehr erfolgreich gewesen. Außerdem, dies ist der zweite Grund für die beschränkte Verallgemeinbarkeit, bestand für die Untersuchung keine Kontrollgruppe. Als dritter Grund können die Einschränkungen genannt werden, die allgemein mit einer retrospektiven Untersuchung verbunden sind.

Dennoch ist es sinnvoll, aus den Ergebnissen einige vorsichtige Schlüsse zu ziehen.

Von einer Ausnahme abgesehen, konnten alle Patientinnen und der männliche Patient der Untersuchungsgruppe nach einer medizinischen und einer psychologischen Kontrolluntersuchung als zumindest verbessert gelten. Beim Vergleich dieser Werte mit denen der Gruppe um Minuchin (Minuchin et al. 1978) scheint es so, als sei die hier untersuchte Behandlung weniger effektiv gewesen. Dabei dürfen 2 Gesichtspunkte aber nicht übersehen werden: Der menstruelle Status der ehemaligen Patientinnen, ein wichtiges körperliches Kriterium für die Erholung von der Erkrankung, wurde von der Minuchin-Gruppe nicht erhoben. Außerdem wurden in der hier berichteten Untersuchung offensichtlich strengere Kriterien für die gegenseitige Anpassung der ehemaligen Patientin und ihrer Familienangehörigen verwendet als in der Untersuchung von Minuchin et al.

Eine Gruppe von 3 Patientinnen erzielte beim Eating Attitudes Test ein Ergebnis im kritischen Bereich, obwohl körperlich und in psychosozialer Hinsicht inzwischen gut rehabilitiert bzw. adaptiert. Dieses Ergebnis verweist auf die Möglichkeit, daß die kognitiv-affektiven Einstellungen der Heranwachsenden entweder therapeutischen Veränderungen gegenüber sehr viel resistenter sind als häufig angenommen oder daß es sich hier um ein Charakteristikum des langfristigen Verlaufs der Erkrankung handelt. Dabei unterscheidet sich die Gruppe im kritischen Bereich vom Rest der Patientinnen lediglich auf solchen Items des EAT, die sich auf Einstellungen zum Essen beziehen. Der Unterschied bei verhaltensbezogenen Items ist minimal. Es scheint die Tendenz zu bestehen, daß sich die EAT-Ergebnisse mit der Dauer der Behandlung zunehmend normalisieren. Dies stünde in Übereinstimmung mit der prinzipiellen Strategie der Behandlung. Im ersten Schritt geht es immer darum, den lebensbedrohlichen körperlichen Abbau aufzuhalten, der mit der Erkrankung einhergeht. Dazu wird an die Verantwortung der Eltern für ihre Tochter appelliert, während ihnen gleichzeitig geholfen wird, wirksamere Handlungs- und Kooperationsmöglichkeiten zu entdecken. Weitergehende Veränderungen von Einstellungen und Kommunikationsweisen werden erst dann zum vorrangigen Ziel der Behandlung, wenn die aktuelle Krise überwunden ist.

Die Entwicklung der elterlichen Partnerschaft seit Beginn der Familienbehandlung ist in den Ergebnissen auf der Marital Happiness Scale abgebildet. Trotz der Einschränkungen, die sich wegen teilweise retrospektiver Erhebung ergeben müssen, sind diese Ergebnisse interessant. Zum Zeitpunkt der Nachuntersuchung schätzen die meisten Partner ihre Beziehung als verbessert ein. Darüber hinaus haben sie sich in ihrem Urteil über die Beziehung einander angeglichen. Höher bewertet wurden zum Untersuchungszeitpunkt besonders „symptomferne" Aspekte partnerschaftlichen Zusammenseins, die nie oder nur indirekt im Fokus therapeutischer Bemühungen gestanden hatten. Die Zufriedenheit mit der sexuellen Beziehung ist ein typisches Beispiel dafür. Die Fragebogenantworten der Eltern bringen zum Ausdruck, daß die Männer der Untersuchungsgruppe von der Behandlung insgesamt noch stärker profitieren konnten als ihre Partnerinnen. Mit der Behandlung soll den Partnern u. a. geholfen werden, sich in einer mehr symmetrischen Beziehung stärker füreinander engagieren zu können. Daß dies von den eher peripheren Vätern häufig sehr deutlich als Verbesserung erlebt wird, ist nicht überraschend.

Die gleichen grundsätzlichen Erwägungen über die Ziele der Behandlung gelten auch für einen weiteren Zusammenhang: dem Selbsterleben der Behandlung durch die Eltern sowie ihrer Beurteilung des Behandlungsverlaufs hinsichtlich symptomatischer Verbesserungen der Anorexie und in bezug auf die Entwicklung des Familienlebens. Obwohl die Eltern davon ausgehen, daß die Behandlung ihrem Kind geholfen habe und gleichzeitig Verbesserungen im Familienleben und in der partnerschaftlichen Beziehung berichtet werden, sind diese beziehungsdynamischen Veränderungen in den Urteilen der Eltern kein direktes Ergebnis der Behandlung. Die Therapien waren problemorientiert und bezweckten vor allem, den Eltern zu helfen, Kontrolle über die Eßprobleme und die lebensgefährlichen Aspekte der Erkrankung zu gewinnen. Zu keinem Zeitpunkt war es beabsichtigt gewesen, vor der Familie den Eindruck entstehen zu lassen, Familienprobleme könnten Schuld an der Erkrankung sein. Dies wäre nicht die Art von Einsicht gewesen, die zu einer therapeutischen Veränderung geführt hätte. Außerdem war dies auch nicht die Auffassung des therapeutischen Teams.

Während beide Elternteile im Ergebnis hoch darin übereinstimmten, die Behandlung sei hinsichtlich der Anorexie erfolgreich gewesen, sahen allein die

Väter auch das Familienleben als direktes Ergebnis des positiven Krankheitsverlaufs verbessert. Es ist möglich, daß Väter die Beteiligung an der Behandlung ihrer Kinder als einen positiven eigenen Beitrag für die Entwicklung des Familienlebens sehen. Diese Möglichkeit sollte auch an anderer Stelle verstärkend auf Bemühungen wirken, Väter mehr an den Therapien ihrer Kinder zu beteiligen.

Die Analyse des Zusammenhangs von elterlichen Krankheitsvorstellungen, Behandlungserwartungen und Einschätzungen des Behandlungsverlaufs erlaubt folgenden Schluß. Die Eltern scheinen positive Veränderungen bei der Anorexie und im Familienleben umso eher festzustellen, je weniger ausgeprägt sie über bestimmte laienätiologische Verursachungskonzepte verfügen. Möglicherweise besteht eine Verbindung zwischen starren elterlichen Konzepten und Formen des Widerstands gegen Veränderung.

Wie zurückhaltend auch immer die Ergebnisse dieser Untersuchung interpretiert und verallgemeinert werden sollten, sie machen einige intrinsische Vorteile familientherapeutischer Behandlungen deutlich. Dazu gehören besonders die übliche Kürze der Behandlung und der geringe Personalbedarf (ein Therapeut und mehr oder weniger kontinuierlich die Anwesenheit von Teammitgliedern oder eines Supervisors). Die Therapie erlaubt es, die Jugendlichen so weit wie möglich in einem altersangemessenen und normalen Milieu außerhalb der Klinik zu belassen. Da die Behandlung unter Einbezug der wichtigsten Mitglieder der natürlichen Umwelt der Kranken erfolgt, sind die Generalisierung und Aufrechterhaltung von therapeutischen Fortschritten viel eher sichergestellt als bei anderen Behandlungsmodalitäten.

Die Behandlung erlaubte, ²⁄₃ der Patientinnen die Erfahrung einer längerfristigen stationären Behandlung zu ersparen – mit einer Gesundungsrate, die anderen Therapiemöglichkeiten zumindest ebenbürtig ist. In den Fällen, in denen von den Eltern keine Verbesserung der Anorexie oder des Familienlebens festgestellt werden konnte, schien eine weitere, diesmal stationäre Behandlung nötig geworden zu sein (in ⅓ der Fälle). Es ist bemerkenswert, daß es sich dabei um die Familien handelte, die beim klinischen Interview der Nachuntersuchung noch am deutlichsten Probleme in der familialen Interaktion zeigten.

Anhang A. Vollständige Liste der Fragebogen der klinisch-psychologischen und der medizinischen Erhebung, der Einstellung zum Essen sowie der Elternfragebogen

Clinical assessment of psychosocial functioning

1) Adjustment in the family situation, participation in academic or professional and extracurricular activities at school or work, involvement with peers all judged to be satisfactory   *good*   ☐
adjustment in family . . . . .
participation in activities . . . . .
involvement with peers . . . . .
2) Adjustment in one or another of the areas described under 1. unsatisfactory   *fair*   ☐
3) Unable to function even at borderline levels and continuing to show disturbances of behaviour, thought, and affect   *unimproved*   ☐
4) Fallen back to a state as outlined under 3., after initial success   *relapsed*   ☐

Name _____

Date _____

Medical assessment of the degree of remission of anorexia symptoms

1) Eating patterns back to normal and body weight stabilized within the normal limits for height and age, period occurring at due intervals   *recovered*   ☐
height . . . . .
weight . . . . .
age . . . . .
eating patterns . . . . .
regular period . . . . .
2) Improved, that is, gained weight but still showing some effects of illness, such as borderline body weight, obesity, problems around eating, occasional vomitting, high fluctuation of period   *fair*   ☐
3) Not responded to treatment, that is no weight gain or borderline body weight and problems regarding most of the areas mentioned under 2.   *unimproved*   ☐
4) Anorexia symtomatology reappeared after apparently successful and completed course of treatment   *relapsed*   ☐

Name _____

Date _____

Name: . . . .   Date: . . . . .

Eating Attitudes Test (EAT)

Please place an (X) under the column which applies best to each of the numbered statements. All of the results will be *strictly* confidential. Most of the questions directly relate to food or eating, although other types of questions have been included. Please answer each question carefully. Thank you.

always	very often	often	sometimes	rarely	never	
□	□	□	□	□	□	1) Like eating with other people.
□	□	□	□	□	□	2) Prepare foods for others but do not eat what I cook.
□	□	□	□	□	□	3) Become anxious prior to eating.
□	□	□	□	□	□	4) Am terrified about being overweight.
□	□	□	□	□	□	5) Avoid eating when I am hungry.
□	□	□	□	□	□	6) Find myself preoccupied with food.
□	□	□	□	□	□	7) Heve gone on eating binges where I feel that I may not be able to stop.
□	□	□	□	□	□	8) Cut my food into small pieces.
□	□	□	□	□	□	9) Aware of the calorie content of foods that I eat.
□	□	□	□	□	□	10) Particularly avoid foods with a high carbohydrate content (e.g. bread, potatoes, rice, etc.)
□	□	□	□	□	□	11) Feel bloated after meals.
□	□	□	□	□	□	12) Feel that others would prefer if I ate more.
□	□	□	□	□	□	13) Vomit after I have eaten.
□	□	□	□	□	□	14) Feel ectremely guilty after eating.
□	□	□	□	□	□	15) Am preoccupied with a desire to be thinner.
□	□	□	□	□	□	16) Exercise strenuously to burn off calories.
□	□	□	□	□	□	17) Weigh myself several times a day.
□	□	□	□	□	□	18) Like my clothes to fit tightly.
□	□	□	□	□	□	19) Enjoy eating meat.
□	□	□	□	□	□	20) Wake up early in the morning.
□	□	□	□	□	□	21) Eat the same foods day after day.
□	□	□	□	□	□	22) Think about burning up calories when I exercise.
□	□	□	□	□	□	23) Have regular menstrual periods.
□	□	□	□	□	□	24) Other people think that I am too thin.
□	□	□	□	□	□	25) Am preoccupied with the thought of having fat on my body.
□	□	□	□	□	□	26) Take longer than others to eat my meals.
□	□	□	□	□	□	27) Enjoy eating at restaurants.
□	□	□	□	□	□	28) Take laxatives.
□	□	□	□	□	□	29) Avoid foods with sugar in them.
□	□	□	□	□	□	30) Eat diet foods.
□	□	□	□	□	□	31) Feel that food controls my life.
□	□	□	□	□	□	32) Display self control around food.
□	□	□	□	□	□	33) Feel that others pressure me to eat.
□	□	□	□	□	□	34) Give too much time and thought to food.
□	□	□	□	□	□	35) Suffer from constipation.
□	□	□	□	□	□	36) Feel uncomfortable after eating sweets.
□	□	□	□	□	□	37) Engage in dieting behaviour.
□	□	□	□	□	□	38) Like my stomach to be empty.
□	□	□	□	□	□	39) Enjoy trying new rich foods.
□	□	□	□	□	□	40) Have the impulse to vomit after meals.

Marital Happiness Scale (MHS) I

This scale is intended to estimate your *current* happiness with your marriage on each of the ten dimensions listed. Please circle one of the numbers (1–10) beside each area of married life. Numbers towards the left hand end of the ten-unit scale indicate some degree of unhappiness. The higher numbers towards the right hand end of the scale reflect varying degrees of happiness.

Try to be as accurate as possible in describing how you feel. Try to exclude all feelings of yesterday and concentrate only on the feelings of today in each of the areas of married life. Also try not to allow one category to influence the results of the other categories.

	Completely unhappy									*Completely happy*
Household responsibilities	1	2	3	4	5	6	7	8	9	10
Rearing of child(ren)	1	2	3	4	5	6	7	8	9	10
Social activities	1	2	3	4	5	6	7	8	9	10
Money	1	2	3	4	5	6	7	8	9	10
Communication	1	2	3	4	5	6	7	8	9	10
Sex	1	2	3	4	5	6	7	8	9	10
Occupational progress	1	2	3	4	5	6	7	8	9	10
Personal independence	1	2	3	4	5	6	7	8	9	10
Spouse independence	1	2	3	4	5	6	7	8	9	10
General happiness	1	2	3	4	5	6	7	8	9	10

Name _____

Date _____

Marital Happiness Scale (MHS) II

This task is slightly more difficult. The following scale is intended to estimate your *past* happiness with your marriage, at the time before family treatment started. Please circle one of the numbers (1–10) beside each area of married life. Numbers towards the left hand end of the ten-unit scale indicate some degree of unhappiness. The higher numbers towards the right hand end of the scale reflect varying degrees of happiness.

Try to be as accurate as possible in describing how you felt before the family sessions started. Try to exclude all current feelings and concentrate only on the feelings of the past in each of the areas of married life. Also try not to allow one category to influence the results of the other categories.

	Completely unhappy									*Completely happy*
Household responsibilities	1	2	3	4	5	6	7	8	9	10
Rearing of child(ren)	1	2	3	4	5	6	7	8	9	10
Social activities	1	2	3	4	5	6	7	8	9	10
Money	1	2	3	4	5	6	7	8	9	10
Communication	1	2	3	4	5	6	7	8	9	10
Sex	1	2	3	4	5	6	7	8	9	10
Occupational progress	1	2	3	4	5	6	7	8	9	10
Personal independence	1	2	3	4	5	6	7	8	9	10
Spouse independence	1	2	3	4	5	6	7	8	9	10
General happiness	1	2	3	4	5	6	7	8	9	10

Name _____

Date _____

Assessment of Complaints

The following list contains a number of complaints from which your daughter possibly may have suffered and types of behaviour she may have shown during her illness, at the time before family treatment started.

Please tick the number that indicates best the extent to which each item applies. But remember you are asked for your view in respect of the time *before* treatment started.

	not at all	little	moderately	strongly	definitely
1) Demanding	1	2	3	4	5
2) excessive quarrels among kids	1	2	3	4	5
3) tyrannising others	1	2	3	4	5
4) hysterical	1	2	3	4	5
5) aggressiv	1	2	3	4	5
6) no periods	1	2	3	4	5
7) gross overactivity	1	2	3	4	5
8) refusal to eat	1	2	3	4	5
9) restlessness	1	2	3	4	5
10) whining	1	2	3	4	5
11) defiance	1	2	3	4	5
12) too low weight	1	2	3	4	5
13) disobedient	1	2	3	4	5
14) slow growing up	1	2	3	4	5
15) constipation	1	2	3	4	5
16) sleeping difficulties	1	2	3	4	5
17) bad table manners	1	2	3	4	5
18) uncontrollable	1	2	3	4	5
19) dangerously irresponsible	1	2	3	4	5
20) depressed	1	2	3	4	5
21) difficulty in getting on with others	1	2	3	4	5
22) childish behaviour	1	2	3	4	5
23) danger to health and life	1	2	3	4	5
24) can't be on her own	1	2	3	4	5
25) reserved	1	2	3	4	5
26) quarrelsome	1	2	3	4	5
27) unconcerned about parents	1	2	3	4	5
28) denial of hunger	1	2	3	4	5
29) dependent and incompetent	1	2	3	4	5
30) always cold	1	2	3	4	5
31) bad temper	1	2	3	4	5
32) nervousness	1	2	3	4	5
33) pathological jealousy	1	2	3	4	5
34) helplessness	1	2	3	4	5
35) exploiting parents	1	2	3	4	5
36) protection seeking	1	2	3	4	5
37) daughters illness a strain on marital relationship	1	2	3	4	5
38) seeking for approval	1	2	3	4	5
39) gets on better with adults than with other children	1	2	3	4	5

Name _____

Date _____

Assessment of Possible Causes

This list makes suggestions as to possible causes of your daughter's illness. Please indicate the extent (on the scale of 1–5) to which you consider the following suggestions applied in the case of your daughter.

As with the previous list you are asked for you opinion as at the time *before* family sessions started.

	not at all	little	moderately	strongly	definitely
1) emotional unbalance	1	2	3	4	5
2) hysteria	1	2	3	4	5
3) delicate as a child	1	2	3	4	5
4) congenital	1	2	3	4	5
5) significant changes in the family	1	2	3	4	5
6) bad influence of others	1	2	3	4	5
7) too cautious about body functioning	1	2	3	4	5
8) conflict within the family	1	2	3	4	5
9) unrealistic ideas about femininity (sex role)	1	2	3	4	5
10) unhelpful advice from others	1	2	3	4	5
11) over-protective parents	1	2	3	4	5
12) too many allowances made by parents	1	2	3	4	5
13) self-consciousness	1	2	3	4	5
14) father or mother didn't have enough time for child	1	2	3	4	5
15) rivalry with others	1	2	3	4	5
16) hyperactivity	1	2	3	4	5
17) modelled on other parent	1	2	3	4	5
18) restlessness	1	2	3	4	5
19) always low body temperature	1	2	3	4	5
20) insufficient sleep	1	2	3	4	5
21) marital discord	1	2	3	4	5
22) inadequate living conditions	1	2	3	4	5
23) psychological inhibitions	1	2	3	4	5
24) parental inconsistency	1	2	3	4	5
25) too high demands made by others	1	2	3	4	5
26) concealed organic cause	1	2	3	4	5
27) too self-willed	1	2	3	4	5
28) transmission of parental nervousness	1	2	3	4	5
29) lack of self-control	1	2	3	4	5
30) indulgence of her own inclinations	1	2	3	4	5
31) changes in school situation	1	2	3	4	5
32) selfishness	1	2	3	4	5
33) bad influence of friends	1	2	3	4	5
34) can't assert herself	1	2	3	4	5
35) self-centered	1	2	3	4	5
36) self-demanding	1	2	3	4	5
37) infantile anxieties	1	2	3	4	5
38) too much of a worrier	1	2	3	4	5
39) lack of independence	1	2	3	4	5
40) destructive character	1	2	3	4	5
41) too much of a perfectionist	1	2	3	4	5
42) struggling for power and control	1	2	3	4	5

43) distorted body image	1	2	3	4	5
44) pursuit of thinness	1	2	3	4	5
45) could not give in	1	2	3	4	5
46) sense of ineffectiveness	1	2	3	4	5
47) fear of gaining weight	1	2	3	4	5
48) life run by others	1	2	3	4	5
49) silly ideas about health, food, dieting	1	2	3	4	5
50) irresponsible	1	2	3	4	5
51) wrong ideals	1	2	3	4	5
52) too clinging	1	2	3	4	5
53) lacks independence	1	2	3	4	5
54) teased by others for being overweight	1	2	3	4	5
55) conflicts and rivalries with brothers and sisters	1	2	3	4	5
56) hormonal troubles	1	2	3	4	5

Name _____

Date _____

Assessment of Treatment Expectations

Before family meetings were suggested, you might have had other ideas about how best to help your child. This list sets out some alternative forms of help. Please indicate in the usual way which of these would have seemed best to you. Remember, you are asked for your opinion as at the time before family sessions started.

	not at all	little	moderately	strongly	definitely
1) psychological tests	1	2	3	4	5
2) child group therapy	1	2	3	4	5
3) improvement of job situation	1	2	3	4	5
4) psychiatric in-patient treatment	1	2	3	4	5
5) family talks	1	2	3	4	5
6) educational and child guidance counselling	1	2	3	4	5
7) marital counselling	1	2	3	4	5
8) physical examinations	1	2	3	4	5
9) improvement of living conditions	1	2	3	4	5
10) hypnosis	1	2	3	4	5
11) boarding school	1	2	3	4	5
12) consultation between doctor and teacher (or others)	1	2	3	4	5
13) effective drug treatment	1	2	3	4	5
14) other parent should learn from doctor how to get on better/be more effective with child	1	2	3	4	5
15) medical in-patient treatment on children's or adolescents' unit	1	2	3	4	5
16) psychoanalysis	1	2	3	4	5
17) discussions with parents of other anorectic children	1	2	3	4	5
18) individual psychological therapy for child	1	2	3	4	5
19) improvement of school situation	1	2	3	4	5
20) discussion of own problems with a doctor	1	2	3	4	5
21) other parent should discuss his or her problems with doctor	1	2	3	4	5

Name _____

Date _____

Assessment of Change and Experience of Family Sessions

The following questions are designed to find out how you felt about the family sessions and how you now think about the original problem and also how your family life has changed since family treatment.
Please tick the appropriate box and give details where applicable.

- On the whole was family treatment helpful?   not at all   □
                                                  somewhat   □
                                                  extremely   □

- Do you think you have been helped to understand yourself   not at all   □
  better?   somewhat   □
                                                              extremely   □

- Did you find the treatment sessions uncomfortable?   rarely   □
                                                        sometimes   □
                                                        always   □

- Did you feel embarrassed during treatment sessions?   rarely   □
                                                         sometimes   □
                                                         often   □

- Did you feel anger towards the therapist?   rarely   □
                                               sometimes   □
                                               often   □

- Did you feel affection towards the therapist?   rarely   □
                                                   sometimes   □
                                                   often   □

- Did you experience the therapist as caring?   not at all   □
                                                 sometimes   □
                                                 often   □

- Did you feel close to the therapist?   never   □
                                          somewhat   □
                                          very much   □

- Was your child's original problem better after family treatment?   better   □
                                                                      same   □
                                                                      worse   □

- After treatment finished, did another problem replace the   no   □
  original one?   perhaps   □
                                                               definitely   □

- Now that family treatment has been concluded, how do you see   improved   □
  the general family situation?   unchanged   □
                                                                  worse   □

- How is the communication now?   much improved   □
                                   somewhat better   □
                                   same   □

- Do you think you have been helped to understand other family   extremely   □
  members better?   somewhat   □
                                                                  not at all   □

- Do you think your relationships outside the family have benefit-   definitely   □
  ted from family treatment?   somewhat   □
                                                                     not at all   □

- Would you advice a friend with a similar problem to take up   yes   □
  family treatment?   perhaps   □
                                                                not   □

- Has family therapy helped you to feel more positive towards your child?

definitely ☐
somewhat ☐
same ☐

- Did you receive other treatment for the same problem after family treatment finished?
  If yes, give details _____

yes ☐
no ☐

- Which do you think improved first after family treatment started?

anorexia ☐
family atmosphere ☐
both together ☐
only one of it ☐
neither of it ☐

- Did any other sort of psychological or medical problem of unclear origin occur in your family after family treatment had started, e.g. anxiety, depression, heart trouble etc.?

definitely ☐
perhaps ☐
not ☐

Who is, or was affected?

mother ☐
father ☐
same child ☐
other child ☐

Please give details _____

_____

Name _____

Date _____

Anhang B. Bestimmung des sozioökonomischen Status (SÖS). (Nach Kleining und Moore 1968)

1 Untere Unterschicht (UU)
Ungelernte und angelernte Arbeiter
Ungelernte Industriearbeiter, Berufe mit harter körperlicher Arbeit im Freien, wie Bauarbeiter, Straßenarbeiter, Eisenbahnbauarbeiter, Matrosen, landwirtschaftliche Arbeiter, niedrigste Dienstleistungskräfte (Putzfrau, Dienstmädchen), angelernte Industriearbeiter (Dreher, Stanzer, Schweißer)

2 Obere Unterschicht (OU)
Facharbeiter/Gesellen
Facharbeiter (Elektroschweißer, Eisengießer, Dreher, Stanzer, Maschinenschlosser), Handwerksgesellen in selbständigen Handwerksbetrieben (Bäcker-, Schreiner- und Schneidergesellen)
Einfache Beamte/kleine Angestellte
Unterste Angestellte (Post, Bahn, Bürobote, Krankenpfleger, Kellner), Beamte des einfachen Dienstes A 1-4 (Amtsgehilfe bis Amtsmeister, Postbote, Postwärter, Bahnschaffner, Bahnwärter), Dienstleistungskräfte (Verkäuferin, Kellnerin), Gefreite

3 Untere Mittelschicht (UM)
Mittlere Beamte/Angestellte
Masse der Angestellten (Sparkassenangestellter, Buchhalter, Vertreter, Postangestellter, einfacher Bankangestellter, Angestellte BAT VII-X), Industriemeister, Werkmeister, Werkstattleiter, Maschinenmeister, Montagemeister, qualifizierte Facharbeiter mit besonderer Ausbildung und Überwachungsfunktion, Beamte des mittleren Dienstes A 5-8, Unteroffizier - Hauptfeldwebel

4 Mittlere Mittelschicht (MM)
Gehobene Beamte und Angestellte
Gehobene Angestellte (Bürovorsteher, Kanzleivorsteher) (BAT IV-VI), Beamte des gehobenen Dienstes A 9-12 (Inspektoren, Amtmänner), Leutnant bis Hauptmann
Kleinste Selbständige
Inhaber von kleinsten Geschäften, ambulante Händler, selbständige Landwirte (Kleinstbetriebe)
Kleine Gewerbetreibende/Landwirte
selbständige Handwerker, selbständige Landwirte (Kleinbetriebe)

5 Obere Mittelschicht (OM)
Inhaber eines mittelständischen Betriebes und entsprechende freie Berufe, Akademiker, höhere Beamte und leitende Angestellte
Inhaber mittelgroßer Geschäfte, freie nichtakademische Berufe, selbständige Unternehmer (Mittelbetriebe), selbständige Landwirte (Mittelbetriebe), freie Berufe mit Universitätsausbildung, Fachärzte, selbständige Rechtsanwälte, Richter, selbständige Landwirte (Großbetriebe), leitende Angestellte BAT I-III,

leitende Angestellte in Industrie,
Beamte des höheren Dienstes ab Regierungsrat,
ab Major

6 *Oberschicht (O)*
Inhaber eines größeren oder größten Unternehmens,
Selbständige Unternehmer (Großbetriebe),
Selbständige Landwirte (Großgrundbesitz),
Künstler und Journalisten von Rang,
Universitätsprofessoren

Literaturverzeichnis

Agras S, Werne J (1978) Behavior therapy in anorexia nervosa: A data-based approach to the question. In: Brady JP, Brodie HKH (eds) Controversy in psychiatry. Saunders, Philadelphia, pp 655–673

Atkeson BM, Forehand R (1978) Parent behavioral training for problem children: An examination of studies using multiple outcome measures. J Abnorm Child Psychol 6:449–460

Azrin NH, Naster B J, Jones R (1973) Reciprocity counseling: A rapid learning-based procedure for marital counseling. Behav Res Ther 11:365–382

Beaumont PJV, Abraham SF, Simson KG (1981) The psychosexual histories of adolescent girls and young women with anorexia nervosa. Psychol Med 11:477–484

Bemis KM (1978) Current approaches to the etiology and treatment of anorexia nervosa. Psychol Bull 85:593–617

Bernstein IC (1964) Anorexia nervosa treated successfully with electroshock therapy and subsequently followed by pregnancy. Am J Psychiatry 120:1023–1025

Bernstein IC (1972) Anorexia nervosa. 94-year-old woman treated with electroshock. Minn Med 55:552–553

Bhanji S, Thompson J (1974) Operant conditioning in the treatment of anorexia nervosa: A review and retrospective study of 11 cases. Br J Psychiatry 124:166–172

Blinder BJ, Freemann DMA, Stunkard AJ (1970) Behavioral therapy of anorexia nervosa: Effectiveness of activity as a reinforcer of weight gain. Am J Psychiatry 126:1093–1098

Brown WL (1931) Anorexia nervosa. In: Brown WL (ed) Anorexia nervosa. Daniels, London, pp 11–18

Browning CH, Miller SI (1968) Anorexia nervosa: A study in prognosis and management. Am J Psychiatry 124:1128–1132

Bruch H (1962) Perceptual and conceptual disturbances in anorexia nervosa. Psychosom Med 24:187–194

Bruch H (1970) Psychotherapy in primary anorexia nervosa. J Nerv Ment Dis 150:51–67

Bruch H (1973) Eating disorders: Obesity, anorexia nervosa and the person within. Basic Books, New York

Bruch H (1974) Learning psychotherapy. Harvard University Press, Cambridge

Bruch H (1977) Psychological antecedents of anorexia nervosa. In: Vigersky RA (ed) Anorexia nervosa. Raven, New York

Bruch H (1978) The golden cage. Harvard University Press, Cambridge

Bruch H (1980) Der goldene Käfig. Fischer, Frankfurt

Cantwell DP, Sturzenberger S, Burroughs J, Salkin B, Green JK (1977) Anorexia nervosa; an affective disorder? Arch Gen Psychiatry 34:1087–1093

Carmody JTB, Vibber FL (1952) Anorexia nervosa treated by prefrontal lobotomy. Ann Intern Med 36:647–652

Charcot JM (1889) Disorders of the nervous system. New Sydenham Society, London

Clarke MG, Palmer RL (1983) Eating attitudes and neurotic symptoms in university students. Br J Psychiatry 142:299–304

Cremerius J (1965) Zur Prognose der Anorexia nervosa. Arch Psychiatr Ges Neurol 207:378–393

Cremerius J (1978) Zur Prognose der Anorexia nervosa. Z Psychosom Med Psychoanal 24:56–69

Crisp AH (1967a) The possible significance of some behavioural correlates of weight and carbohydrate intake. J Psychosom Res 11:117–131

Crisp AH (1967b) Anorexia nervosa. Hosp Med 1:713–718

Crisp AH (1970a) Premorbid factors in adult disorders of weight, with particular reference to primary anorexia nervosa (weight phobia). J Psychosom Res 14:1-22

Crisp AH (1970b) Anorexia nervosa: Feeding disorder, nervous malnutrition or weight phobia? World Rev Nutr Diet 12:452-504

Crisp AH (1977) Diagnosis and outcome of anorexia nervosa. Proc Soc Med 70:464-470

Crisp AH (1980) Anorexia nervosa: Let me be. Academic Press, London

Crisp AH, Stonehill E (1971) Aspects of the relationship between psychiatric status, sleep, nocturnal motility and nutrition. J Psychosom Res 15:501-509

Crisp AH, Toms D A (1972) Primary anorexia nervosa or weight phobia in the male: Report on 13 cases. Br Med J 1:334-338

Crisp AH, Harding B, McGuiness E (1974) Anorexia nervosa. Psychoneurotic characteristics of parents: Relationship to prognosis. A quantitative study. J Psychosom Res 18:167-173

Crisp AH, Hsu LKG, Harding B, Hartshorn J (1980) Clinical features of anorexia nervosa. J Psychosom Res 24:179-191

Crisp AH, Palmer RL, Kalucy RS (1976) How common is anorexia nervosa? A prevalence study. Br J Psychiatry 128:549-554

Dally PJ (1969) Anorexia nervosa. Grune & Stratton, New York

Dally PJ (1977) Do we need a scapegoat. Proc Soc Med 70:470-480

Dally PJ, Sargant W (1966) Treatment and outcome of anorexia nervosa. Br Med J II:793-795

Dare C (1982) Individual and family psychotherapy in anorexia nervosa. Paper presented at the International Association for Child and Adolescent Psychiatry and Allied Professions, 10th International Congress, July 1982, Dublin, Ireland

Dare C (1984) Review paper: Family therapy in anorexia nervosa. International Conference on Anorexia Nervosa and Related Disorders, 3rd to 7th Sept. 1984, Swansea, UK

Druss RG, Silverman JA (1979) Body image and perfectionism of ballerinas. Gen Hosp Psychiatry 2:115-121

Eckes T, Roßbach H (1980) Clusteranalysen. Kohlhammer, Stuttgart Berlin Köln Mainz

Erikson EH (1966) Identität und Lebenszyklus. Suhrkamp, Frankfurt

Erikson EH (1974) Jugend und Krise. Die Psychodynamik im sozialen Wandel. Klett, Stuttgart

Feighner JP, Robins E, Guze SB, Woodruff RA, Jr, Winokur G, Munoz R (1972) Diagnostic criteria for use in psychiatric research. Arch Gen Psychiatry 26:57-63

Forman BD, Hagan BJ (1983) A comparative review of total family functioning measures. Am J Fam Ther 11 4:25-40

Frahm H (1965) Ergebnisse einer systematisch durchgeführten somatisch orientierten Behandlungsform bei Kranken mit Anorexia nervosa. In: Meyer JE, Feldmann H (Hrsg) Anorexia Nervosa. Thieme, Stuttgart, S 64-70

Frahm H (1973, [2]1978) Anorexia nervosa. In: Hornbostel H (Hrsg) Innere Medizin in Praxis und Klinik, Bd IV. Thieme, Stuttgart, S 16.13-16.19

Frazier SH (1965) Anorexia nervosa. Dis Nerv Syst 26:155-159

Frisch RE (1977) Food intake, fatness and reproductive ability. In: Vigersky R A (ed) Anorexia nervosa. Raven, New York, pp 149-161

Frisch RE, McArthur JW (1974) Menstrual cycles: Fatness as a determinant of minimum weight for the height necessary for their maintenance or onset. Science 185:949-951

Frisch RE, Wyshak G, Vincent L (1980) Delayed menarche and amenorrhea in ballet dancers. N Engl J Med 303:17-19

Frude N (1980) Methodological problems in the evaluation of family therapy. J Fam Ther 2:29-44

Frude N, Dowling E (1980) A follow-up analysis of family therapy clients. J Fam Ther 2:149-161

Garfield SL (1977) „Some reflections on the nature of psychotherapy." Presidential Address, Annual Meeting of the Society for Psychotherapy Research, Madison, Wisconsin, June 1977. Zit. nach Gurman AS, Kniskern DP (1978) Technolatry, methodolatry, and the results of family therapy. Fam Proc 17:275-281

Garfinkel PE, Garner DM (1982) Anorexia nervosa. Brunner Mazel, New York

Garfinkel PE, Moldowsky H, Garner DM (1977) The outcome of anorexia nervosa: Significance of clinical features, body image and behavior modification. In: Vigersky R A (ed) Anorexia nervosa. Raven, New York, pp 315-329

Garner DM, Bemis K (1982) A cognitive-behavioral approach to anorexia nervosa. Cogn Ther Res 6:1–27

Garner DM, Garfinkel PE (1978) Sociocultural factors in anorexia nervosa. Lancet II:674

Garner DM, Garfinkel PE (1979) The Eating Attitudes Test: An index of the symptoms of anorexia nervosa. Psychol Med 9:273–279

Garner DM, Garfinkel PE (1980) Socio-cultural factors in the development of anorexia nervosa. Psychol Med 10:647–656

Garner DM, Garfinkel PE, Schwartz D, Thompson M (1980) Cultural expectations of thinness in women. Psychol Rep 47:483–491

Garrow JS, Crisp AH, Jordan HA et al. (1975) Pathology of eating, group report. In: Silverstone T (ed) Dahlem-Konferenzen, Life Sciences Research Report 2. Berlin

Gull WW (1868) The address in medicine delivered before the annual meeting of the BMA at Oxford. Lancet II:171–176. Reprinted in: Kaufman MR, Heiman M (eds) (1964) Evolution of psychosomatic concepts. Anorexia nervosa: a paradigm. International Universities Press, New York

Gull WW (1874) Anorexia Nervosa (Apepsia Hysterica, Anorexia Hysterica). Trans Clin Soc Lond 7:22–28. Reprinted in: Kaufman MR, Heiman M (eds) (1964) Evolution of psychosomatic concepts. Anorexia nervosa: a concept. International Universities Press, New York

Guntern G (1980) Die kopernikanische Revolution in der Psychotherapie: der Wandel vom psychoanalytischen zum systemischen Paradigma. Familiendynamik 5:2–41

Gurman AS, Kniskern DP (1978) Technolatry, methodolatry, and the results of family therapy. Fam Proc 17:275–281

Haley J (1959) The family of the schizophrenic: A model system. J Nerv Ment Dis 129:357–374

Haley J (1963) Strategies of psychotherapy. Grune & Stratton, New York; (dt. 1978: Gemeinsamer Nenner Interaktion. Pfeiffer, München)

Haley J (1975) Warum ein psychiatrisches Krankenhaus Familientherapie vermeiden sollte. „Kontext", Informationsblätter der Deutschen Arbeitsgemeinschaft für Familientherapie 2:76–95

Halmi KA (1974) Anorexia nervosa: Demographic and clinical features in 94 cases. Psychosom Med 36:18–26

Halmi KA, Powers P, Cunningham S (1975) Treatment of anorexia nervosa with behavior modification. Arch Gen Psychiatry 32:93–96

Halmi KA, Goldberg SC, Eckert E, Casper R, Davis JM (1977) Pretreatment evaluation in anorexia nervosa. In: Vigersky RA (ed) Anorexia nervosa. Raven, New York pp 43–54

Halmi KA, Struss A, Goldberg SC (1978) An investigation of weights in parents of anorexia nervosa patients. J Nerv Ment Dis 166:358–361

Halmi KA, Casper RC, Eckert ED, Goldberg SC, Davis JM (1979) Unique features associated with age of onset of anorexia nervosa. Psychiatr. Res 1:209–215

Hautzinger M (1980) Anorexia nervosa: A behavior-analytical model. Behav Anal Modif 4:210–223

Hersen M, Barlow DH (1976) Single-case experimental designs: Strategies for studying behavior change. Pergamon, New York

Hollingshead AB (1965) Two factor index of social position. Yale University Press, New Haven

Hsu LKG (1980) Outcome of anorexia nervosa. Arch Gen Psychiatry 37:1041–1046

Hsu LKG (1983) The aetiology of anorexia nervosa. Psychol Med 13:231–238

Hsu LKG, Crisp AH, Harding B (1979) Outcome of anorexia nervosa. Lancet I:61–65

Jones DJ, Fox MM, Babigan HM, Hutton HE (1980) Epidemiology of anorexia nervosa in Monroe County, New York: 1960–1976. Psychosom Med 42:551–558

Kalucy RS, Crisp AH, Harding B (1977) A study of 56 families with anorexia nervosa. Br J Med Psychol 50:381–395

Kapen S, Sternthal E, Braverman L (1981) A „pubertal" 24-hour luteinizing hormone secretory pattern following weight loss in the absence of anorexia nervosa. Psychosom Med 43:177–182

Kaplan A (1964) The conduct of inquiry. Intertext Books, New York

Katz JL, Boyar R, Roffwarg H, Hellmann L, Weiner H (1978) Weight and circadian luteinizing hormone secretory pattern in anorexia nervosa. Psychosom Med 40:549–567

Kay DW (1953) Anorexia nervosa: a study in prognosis. Proc R Soc Med 46:669–674

Kay DWK, Leigh D (1954) The natural history, treatment and prognosis of anorexia nervosa, based on a study of 38 patients. J Ment Sci 100:411–431

Kellermann J (1977) Anorexia nervosa: The efficacy of behavior therapy. J Behav Ther Exp Psychiatry 8:387–390

Kendell RE, Hall DJ, Hailey A, Babigan HM (1973) The epidemiology of anorexia nervosa. Psychol Med 3:200–203

Kerlinger FN (1964) Foundations of behavioral research. Holt Rinehart & Winston, New York

Kleining G, Moore H (1968) Soziale Selbsteinstufung. Köln Z Soziol Sozialpsychol 20:502–552

Kron L, Katz JL, Gorzynski G, Weiner H (1978) Hyperactivity in anorexia nervosa: A fundamental clinical feature. Compr Psychiatry 19:433–440

Lasègue EC (1873) De l-anorexie hystérique. Arch Gén Méd 385, April 1873. Translated and reprinted in: Kaufman WR, Heiman M (eds) (1964) Evolution of psychosomatic concepts. Anorexia nervosa: a paradigm. International Universities Press, New York, pp 141–155

Lask B (1979) Family therapy outcome research 1972–1978. J Fam Ther 1:87–91

Liebman R, Minuchin S, Baker L (1974) An integrated treatment program for anorexia nervosa. Am J Psychiatry 131:432–436

Lucas AR, Duncan JW, Piens V (1976) The treatment of anorexia nervosa. Am J Psychiatry 133:1034–1038

Maloney MJ, Farrell MK (1980) Treatment of severe weight loss in anorexia nervosa with hyperalimentation and psychotherapy. Am J Psychiatry 137:310–314

Marshall MH (1978) Anorexia nervosa: Dietary treatment and re-establishment of body weight in 20 cases studied on a metabolic unit. J Hum Nutr 32:349–357

Maslow AH (1966) The psychology of science. A reconnaissance. Harper & Row, New York

Meermann R (1981) Das Krankheitsbild der Anorexia nervosa in der heutigen wissenschaftlichen Diskussion. In: Meermann R (Hrsg) Anorexia nervosa. Enke, Stuttgart, 3–14

Meermann R, Vandereycken W (1981) Verhaltenstherapie bei Pubertätsmagersucht. In: Meermann R (Hrsg) Anorexia nervosa. Ursachen und Behandlung. Enke, Stuttgart, pp 87–107

Mester H (1981) Die Anorexia nervosa. Springer, Berlin Heidelberg New York

Minuchin S (1974) Families and family therapy. Tavistock, London; Harvard University Press, Cambridge/Mass. (dt. 1977; Lambertus, Freiburg i. Br.)

Minuchin S, Baker L, Rosman BL, Liebman R, Milman L, Todd TC (1975) A conceptual model of psychosomatic children: family organisation and family therapy. Arch Gen Psychiatr 32:1031–1038

Minuchin S, Rosman BL, Baker L (1978) Psychosomatic families. Anorexia nervosa in context. Harvard University Press, Cambridge London

Moldofsky H, Garfinkel PE (1974) Problems of treatment of anorexia nervosa. Can Psychiatry Assoc J 19:169–175

Morgan HG, Russell GFM (1975) Value of family background and clinical features as predictors of long-term outcome in anorexia nervosa: Four year follow-up study of 41 patients. Psychol Med 5:355–371

Morton R (1689) Phthisiologia seu exercitationes de phthisi tribus libris . . . London

Morton R (1694) Phthisiologia – or a treatise of consumptions. Smith & Walford, London

Munford PR, Tarlow G, Gerner R (1984) An experimental analysis of the interaction of chemotherapy and behavior therapy in anorexia nervosa. J Nerv Ment Dis 172:228–231

Neraal T, Scheer JW, Dierking W (1978) Krankheitskonzepte von Eltern mit einem psychisch gestörten Kind. Familiendynamik 3:317–332

Niederhoff H, Wiesler B, Kuenzer W (1975) Somatisch orientierte Behandlung der Anorexia nervosa. Monatsschr Kinderheilk 123:343–344

Nitz HR (1981) Familientherapie ohne Familie. Mitteilungen der DGVT, 13:229–313

Nitz HR (1982) Verhaltenstherapie mit natürlichen Gruppen (Familien, Paaren, Mitarbeitergruppen etc.): symptom-versus grundkonfliktorientiertes Vorgehen. In: Junkers G, Petermann F, Rönnecke B, Schmidtchen S (Hrsg) Anwendungsfelder der Klinischen Psychologie und Psychotherapie in verschiedenen Lebensaltern. DGVT, Tübingen, S 73–77

Nitz HR (1983) Neue Wege einer verhaltensorientierten Familientherapie. In: Schneider K (Hrsg) Familientherapie in der Sicht psychotherapeutischer Schulen. Junfermann, Paderborn, S 314–329

Nwaefuna A (1981) Anorexia nervosa in a developing country. Br J Psychiatry 138:270–271

Nylander I (1971) The feeling of being fat and dieting in a school population. Acta Sociomed Scand 3:17-26

Pierloot R, Vandereycken W, Verhaest S (1982) An inpatient treatment program for anorexia nervosa patients. Acta Psychiatr Scand 66:1-8

Pincus L, Dare C (1978a) Secrets in the family. Faber & Faber, London

Pincus L, Dare C (1978b) Geheimnisse in der Familie. Deutsche Verlags-Anstalt, Stuttgart

Pirke KM (1981) Endokrinologische Aspekte der Anorexia nervosa. In: Meermann R (Hrsg) Anorexia nervosa. Enke, Stuttgart, S 32-42

Pirke KM, Schweiger U, Lemmel W, Krieg J, Berger M (1984) The influence of dieting on the menstrual cycle in healthy young women. (Paper presented at the International Conference on Anorexia Nervosa and Related Disorders, 3rd to 7th Sept. 1984, Swansea, UK)

Rollins N, Piazza E (1978) Diagnosis of anorexia nervosa. A critical reappraisal. J Am Acad Child Psychiatry 17:126-137

Rosman BL, Minuchin S, Liebman R, Baker L (1976) Input and outcome of family therapy in anorexia nervosa. In: Claghorn JL (ed) Successful psychotherapy. Brunner & Mazel, New York, pp 128-139

Ross JL (1977) Anorexia nervosa - an overview. Bull Menninger Clin 41:418-436

Rowland CV (1970) Anorexia nervosa - A survey of the literature and review of 30 cases. Int Psychiatry Clin 7:37-137

Russel CS, Olson DH, Sprenkle DH, Atilano RB (1983) From family symptom to family system: Review of family therapy research. Am J Fam Ther 11 3:3-14

Russel GFM (1965) Metabolic aspects of anorexia nervosa. Proc R Soc Med 58:811-814

Russel GFM (1970) Anorexia nervosa: Its identity as an illness and its treatment. In: Price JH (ed) Modern trends in psychological medicine, vol 2. Butterworths, London, pp 131-164

Russel GFM (1977) The present status of anorexia nervosa. Psychol Med 7:353-367

Russell GFM (1984) Delay and arrest in puberty due to anorexia nervosa of early onset. (Presentation at International Conference on Anorexia Nervosa and Related Disorders, 3rd to 7th Sept. 1984, Swansea UK)

Russell GFM, Campbell PG, Slade PD (1975) Experimental studies on the nature of the psychological disorder in anorexia nervosa. Psychoneuroendocrinology 1:45-56

Selvini Palazzoli M (1970) The families of patients with anorexia nervosa. In: Anthony EJ, Koupernik C (eds) The child in his family, vol I. Wiley, New York, pp 319-332

Selvini Palazzoli M (1974) Self-starvation. Human Context Books, London

Selvini Palazzoli M (1982) Magersucht. Klett-Cotta, Stuttgart

Selvini Palazzoli M, Boscolo L, Cechin G, Prata G (1978) Paradox and counter paradox. Jason Aronson, New York (dt. 1977: Paradoxon und Gegenparadoxon. Klett, Stuttgart)

Slade P (1984) Review paper: Body image studies in anorexia nervosa und bulimia. (International Conference on Anorexia Nervosa and Related Disorders, 3rd to 7th Sept. 1984, Swansea UK)

Solomon AM (1973) A developmental, conceptual premise for family therapy. Fam Process 12:179-188

Spearman C (1904) The proof and measurement of association between two things. Am J Psychol 15:72-101

Steinhausen H.-C. (1981) Die Verhaltenstherapie und Familientherapie der Anorexia nervosa - eine kritische Bestandsaufnahme. In: Steinhausen HC (Hrsg) Psychosomatische Störungen und Krankheiten bei Kindern und Jugendlichen. Stuttgart

Steinhausen H-C, Glanville K (1983a) Follow-up studies of anorexia nervosa: a review of research findings. Psychol Med 13:239-249

Steinhausen H-C, Glanville K (1983b) Retrospective and prospective follow-up studies in anorexia nervosa. Int J Eating Disord 2/4:221-235

Szmukler G (1984) Review paper: Epidemiology of anorexia nervosa and bulimia. International Conference on Anorexia Nervosa and Related Disorders, 3rd to 7th Sept. 1984, Swansea UK

Theander S (1970) Anorexia nervosa: A psychiatric investigation of 94 female patients. Acta Psychiatr Scand (Suppl 214), pp 1-194

Theander S (1984) Review paper: Outcome and prognosis in anorexia nervosa and bulimia International Conference on Anorexia Nervosa and Related Disorders, 3rd 7th Sept. 1984, Swansea UK

Thoma H (1967) Anorexia nervosa. International Universities Press, New York

Vandereycken W, Pierloot R (1983) Drop-out during in-patient treatment of anorexia nervosa: A clinical study of 133 patients. Br J Med Psychol 56:145–156

Vigersky RA, Anderson AE, Thompson RH, Loriaux L (1977). Hypothalamic dysfunction in secondary amenorrhea associated with simple weight loss. N Engl J Med 297:1141–1145

Wahler RG (1976) Deviant child behavior within the family: Developmental speculations and behavior change strategies. In: Leitenberg H (ed) Handbook of behavior modification and behavior therapy. Englewood Cliffs, New Jersey, pp 516–543

Wakeling A, DeSouza VA, Beardwood CJ (1977) Assessment of negative and positive feedback effects of administered oestrogen on gonadotrophin release in patients with anorexia nervosa. Psychol Med 7:397–405

Wells RA, Dezen AE (1978 a) The results of family therapy revisited: The nonbehavioral methods. Fam Process 17:251–274

Wells RA, Dezen AE (1978 b) Ideologies, idols (and graven images?): Rejoinder to Gurman and Kniskern. Fam. Process 17:283–286

Wells RA, Dilkes TC, Trivelli N (1972) The results of family therapy: A critical review of the literature. Fam Process 11:189–207

Willi J, Grossmann S (1983) Epidemiology of anorexia nervosa in a defined region of Switzerland. Am J Psychiatry 140:564–567

Wishart D (1978) CLUSTAN (Version 1 C, Release·2). User manual. Inter-University/Research Councils Series, Report No 47. Program Library Unit, Edinburgh University

Wolpe J (1975) Behavior therapy in anorexia nervosa (letter). JAMA 233:317–318

Woodward LA, Santa-Barbara J, Levin S, Epstein NB (1978) Aspects of consumer satisfaction with brief family therapy. Fam. Process 17:399–407

Ziolko HU (1966) Anorexia nervosa. Fortschr. Neurol Psychiatr. 34:353–396

Ziolko HU (1978) Zur Katamnese der Pubertätsmagersucht. Arch Psychiatr Nervenkrankh 225:117–125